大健康产业品牌背后的秘密

大健康IP
爆款思维与传播手册

主　　编　张竣程　杨宇洋

执行主编　李春阳

编　　委　朱津葶　解建纯　孙中伟　张衍浩
　　　　　潘相宏　罗　浩　曾　芳　许艺元
　　　　　张世玉　蒋舒晗　向佳佳　高　畅

设　　计　谢亚斌　田晨光

中国中医药出版社
·北京·

图书在版编目（CIP）数据

大健康IP：爆款思维与传播手册 / 张竣程，杨宇洋

主编 . —北京：中国中医药出版社，2019.11

ISBN 978 – 7 – 5132 – 5732 – 9

Ⅰ . ①大… Ⅱ . ①张… ②杨… Ⅲ . ①医疗保健

事业—产业发展—研究—中国 Ⅳ . ① R199.2

中国版本图书馆 CIP 数据核字（2019）第 201501 号

中国中医药出版社出版

北京经济技术开发区科创十三街 31 号院二区 8 号楼

邮政编码 100176

传真 010–64405750

河北省武强县画业有限责任公司印刷

各地新华书店经销

开本 787×1092 1/16 印张 9.25 字数 133 千字

2019 年 11 月第 1 版 2019 年 11 月第 1 次印刷

书号 ISBN 978 – 7 – 5132 – 5732 – 9

定价 68.00 元

网址 www.cptcm.com

社 长 热 线 010–64405720

购 书 热 线 010–89535836

维 权 打 假 010–64405753

微信服务号 zgzyycbs

微商城网址 https：//kdt.im/LIdUGr

官 方 微 博 http：//e.weibo.com/cptcm

天猫旗舰店网址 https：//zgzyycbs.tmall.com

如有印装质量问题请与本社出版部联系（010–64405510）

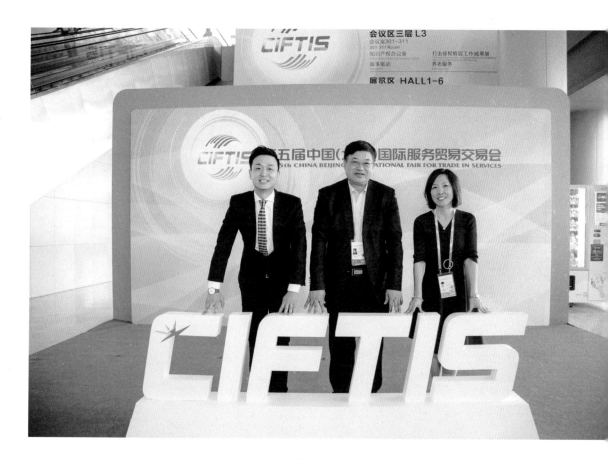

本书主编与世界针灸学会联合会主席刘保延（中）合影

序　言

传统医学在世界人民健康保障中发挥着越来越重要的作用。

中医药作为代表着中国国家形象的文化符号，是实现"健康中国"的重要手段，是国家文化软实力的重要体现，也是增强"文化自信"、助推中华文化伟大复兴的强大动力。

中医针灸发源于中国，惠及全人类，中医国际化，针灸打先锋。时至今日，中医针灸已传播到全世界至少 183 个国家和地区。

为了更好地向世界传播中医药，世界针灸学会联合会依托竣腾文化集团，成立了"健康传播工作委员会"，先后发起了"世界中医针灸健康艺术节"、"甘肃灵台皇甫谧文化节"、世界针灸学会联合会"一带一路"中医针灸风采行、"针心英雄"针灸减肥大赛等品牌活动；拍摄制作了《针圣故里》《针灸圣地》《针艾世界》一系列中医针灸主题电影和原创歌曲及 MV，以丰富的视听语言创新中医药传播形式。此外，还打造了"针圣杨继洲""针灸鼻祖皇甫谧"等一系列文化 IP。

由世界针灸学会联合会和竣腾文化共同主编的《大健康 IP：爆款思维与传播手册》便是近年来中医药健康传播的经典实操，为大健康产业提供了良好的案例剖析与实操经验，对中医药传播人才的培养、中医药企业的品牌打造与推广都有着重要的借鉴和启发。

世界针灸学会联合会与竣腾文化在发挥中医药独特优势，助力中医药走向世界的过程中不断思考与开拓，将努力把中医药这一祖先留给我们的宝贵财富继承好、发展好、利用好，推动着中医药健康传播的创新与发展，为中医药在守护世界人民健康中贡献我们的中国智慧和中国力量。

世界针灸学会联合会主席

中国针灸学会会长　　刘保延

欧亚科学院院士

2019 年 8 月

内容提要

　　本书全面剖析了大健康产业传播创新案例。全书围绕在以中医针灸为引领，以健康传播为突破，全面打造大健康IP、提升中医针灸在世界范围内的广泛传播与应用，为全人类的健康提供了中国方案——中医针灸。

　　世界针灸学会联合会健康传播工作委员会，通过名片、认知、场景、影响四个版块塑造大健康IP，传递大健康IP的核心价值，以及创新场景下的IP传播与文旅开发的产业落地。

　　本书通过分析大健康相关领域的品牌IP及城市IP打造的成功案例，解读了在互联网时代，国医、国学、国风等中国传统文化如何打破思维定势，重新定位，跨界整合，塑造全新IP，并创造新的产业价值增长点。

　　同时，本书也对大健康领域未来的机遇和挑战进行分析和解读，具有实战性和应用性，并用中医药传播的创造性实践成果，为人们提供了大健康领域传播与产业落地的实操经验。

目 录

第五章 健康 IP 的内容赋能——塑认知

第一章

大健康产业与互联网
时下必备的爆款思维

第一节 // 大健康产业爆发势不可挡

"中医药学是中国古代科学的瑰宝，

也是打开中华文明宝库的钥匙，

切实把中医药这一祖先留给我们的宝贵财富

继承好、发展好、利用好。"

摘自 2015 年 12 月 22 日

习近平总书记给中国中医科学院成立 60 周年的贺信

国家战略助推大健康产业全面爆发

2016 年 10 月 25 日，《"健康中国 2030"规划纲要》发布，指出健康是促进人的全面发展的必然要求，是经济社会发展的基础条件，是民族昌盛和国家富强的重要标志，也是广大人民群众的共同追求。明确提出推进健康中国建设，从"五位一体"总体布局和"四个全面"战略布局出发，作为今后 15 年推进健康中国建设的行动纲领，提出了一系列振兴中医药发展、服务"健康中国"建设的任务和举措。

国务院印发《中医药发展战略规划纲要（2016 — 2030 年）》，把中医药发展上升为国家战略，对新时期推进中医药事业发展做出系统部署。标志着"健康中国"已经正式上升为国家战略，成为继互联网之后中国经济的新引擎。到 2030 年，"健康中国"带来的大健康产业市场规模有望达到 10万亿元。这意味着，大健康领域正式形成产业化，迎来了飞速发展的历史机遇。

2016 年 12 月中华人民共和国国务院新闻办公室发布的《中国的中医药》白皮书中指出，中药大健康产业破万亿元，中医药产业渐成战略增长点的方向，并提出了到 2020 年，实现人人基本享有中医药服务；到 2030 年，中医药服务领域实现全覆盖的战略目标。同时，积极推动中医药走向世界，促进中医药等传统医学与现代科学技术的有机结合，探索医疗卫生保健的新模式，服务于世界人民的健康福祉，开创人类社会更加美好的未来，为世界文明发展做出更大贡献。

这些决策部署，描绘了全面振兴中医药、加快医药卫生体制改革、构建中国特色医药卫生体系、推进健康中国建设的宏伟蓝图，中医药事业进入新的历史发展时期。

作为中华优秀传统文化的典型代表，中医药市场广阔

中医药是中华优秀传统文化的重要组成部分和典型代表，强调"道法自然、天人合一"，"阴阳平衡、调和致中"，"以人为本、悬壶济世"，体现了中华文化的内核。中医药还提倡"三因制宜、辨证论治"，"固本培元、壮筋续骨"，"大医精诚、仁心仁术"，更丰富了中华文化内涵，为中华民族认识和改造世界提供了有益启迪。

作为中华民族原创的医学科学，从宏观、系统、整体角度揭示人的健康和疾病的发生发展规律，体现了中华民族的认知方式，深深地融入民众的生产生活实践中，形成了独具特色的健康文化和实践，成为人们治病祛疾、强身健体、延年益寿的重要手段，维护着民众健康。从历史上看，中华民族屡经天灾、战乱和瘟疫，却能一次次转危为安，人口不断增加，文明得以传承，中医药做出了重大贡献。

中医药发祥于中华大地，在不断汲取世界文明成果、丰富发展自己的同时，也逐步传播到世界各地。早在秦汉时期，中医药就传播到周边国家，并对这些国家的传统医药产生重大影响。预防天花的种痘技术，在明清时代就传遍世界。《本草纲目》被翻译成多种文字广为流传，达尔文称之为"中国古代的百科全书"。针灸的神奇疗效引发全球持续的"针灸

针灸的神奇疗效引发全球热点

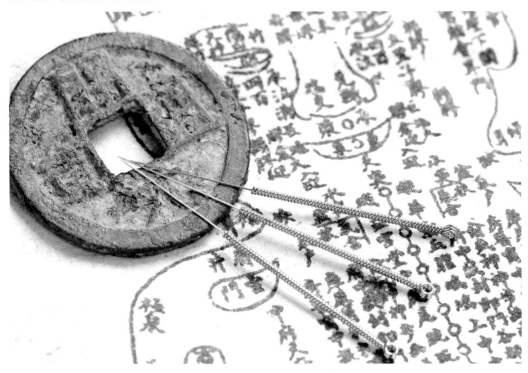

热"。抗疟药物"青蒿素"的发明，拯救了全球特别是发展中国家数百万人的生命。同时，乳香、没药等南药的广泛引进，丰富了中医药的治疗手段。

中医针灸的重要地位

中医针灸作为中华民族传统医药的主要代表，是传统中医药在几千年生产生活实践和与疾病做斗争中逐步形成并不断丰富发展的医学科学，不仅为中华民族繁衍昌盛做出了卓越贡献，也对世界文明进步产生了积极影响。

我国的中医针灸不仅体现了中医药的有效实践和深厚的科学内涵，还包含了中医药的传统智慧。中医针灸在历史发展进程中，兼容并蓄、创新开放，形成了独特的生命观、健康观、疾病观、防治观，实现了自然科学与人文科学的融合和统一，蕴含了中华民族深邃的哲学思想，为中华民族和全人类的健康做出了不可磨灭的贡献。

随着人们健康观念的变化和医学模式的转变，中医针灸越来越显示出独特的价值。

在继承和发扬中医针灸优势特色的基础上，充分利用现代科学技术，推动中医针灸现代化和国际化，以满足时代发展和民众日益增长的医疗保健需求，是历史赋予我们的责任。

第二节 // 大健康IP——未来已来

要想了解大健康IP，我们先来了解什么是IP

IP，是"Intellectual Property"的缩写，意思是"知识产权"，泛指"权利人对其智力劳动所创作的成果和经营活动中的标记、信誉所依法享有的专有权利"，是法律对于智力劳动成果所有权的一种有效保护。我们熟知的发明专利、商标、工业的外观设计等方面组成的工业产权，以及自然科学、社会科学、文学、音乐、戏剧、绘画、雕塑和摄影等方面的作品版权，都可以被列入"知识产权"即IP的范畴。

但是在当今的市场上，IP已不仅仅是法律概念，它升级成为了一个商业概念。从影视产业开始，一些商人与投资者对获得了关注度、具备吸引力的知识产权（如米老鼠、蜘蛛侠）产生了开发的需求，并进一步产生了与IP所有者就IP的使用开发权利方面进行交易的需求，由此，一套基于IP使用权、开发权和所有权的市场逻辑开始形成（包括IP改编、IP形象授权等）。在这套逻辑之下，IP开始突破原有的形式框架与行业框架，衍生出了不同的开发形式和购买形式，例如对于日本漫画的强烈开发需求，激发出了由漫画改编而成的动画片、电影、游戏、展览甚至生活用品等各类形式。在文化市场尤其传媒行业变更剧烈的今天，基于对市场的判断，百度百科将 IP 解释为"具有长期生命力和商业价值的跨媒介内容运营"。

今天，我们在市场中经常被提及的 IP 更多是集中在文学、音乐、戏剧、影视、绘画、雕塑等领域的产品化、市场化，但是在当代语境下，IP 的概念被更加广泛地应用了。品牌是 IP，拥有内容创造能力并能持续产生流量的个人也是 IP。阿迪达斯等全球知名大品牌和电影明星便是最好的例子。

一个具有可开发价值的真正的 IP，至少包含 4 个层级，分别是价值观、普世元素、故事和呈现形式。

2016 年 7 月逻辑思维联合创始人吴声，深度研究了从迪士尼、airbnb、YouTube、Instagram 到微信、Papi 酱、芈月传、鹿晗等现象，在深度分析了互联网领域的商业规则，以及对未来图景的深度思考后，又提出了"超级 IP"的概念，随即在互联领域广泛传播，树立了 IP 意识在国内的地位。

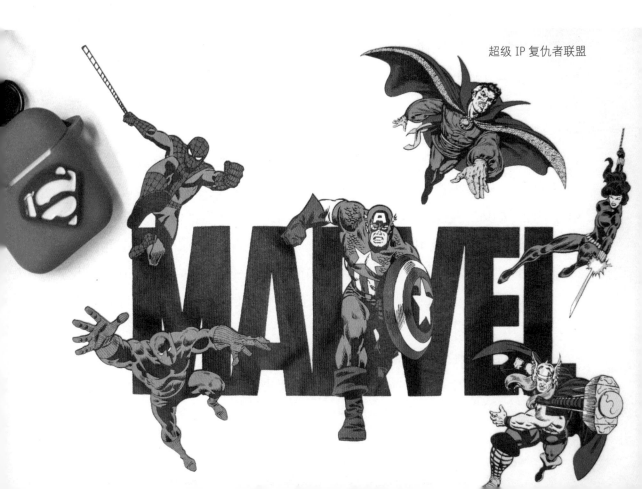

超级 IP 复仇者联盟

对于最早提出关于直播、新物种、网红、超级 IP 等关键词的资深经济学家吴声指出，超级 IP 是基于互联网基础设施发生的变化而诞生的新形态。这个超级 IP 不是泛娱乐的电影、动漫、卡通、手游、网文，更多的是代表在这个时代，只有拥有内容力才能生存，真正意义上形成心智连接，真正意义上完成基于用户情感的维系。超级 IP 就是把这样一种维系、连接、温度感，转化为更可持续的流量。

大健康 IP 面临的困难和挑战

对于大健康 IP，较之其他行业，更为重要的是要获取大健康品牌对于市场的影响力，然而，当今许多大健康企业在做自身的品牌时，出现了诸多问题。

首先，没有建立独特的品牌认知，品牌厚度难以积累，所以对品牌的传播难以形成统一而持续的规划部署。

其次，IP 传播没有形成精准的力度，有些企业有品牌意识，广告每年都有投放，但就是不见效果，原因在于，投放太分散与销路通路不能互为助力，陷入投不投都尴尬的局面。

最后一点，很多企业并没有品牌意识，导致企业在盲目推广的情况下，难以使得品牌获得发展，甚至生存。

所以，大健康企业在做品牌传播时更需要科学、有效、适合的媒介策略，为企业实现品牌传播中的精、多、快、省。

在策略制订的过程中，首当其冲的是要解决信任问题，较之其他行业来说更为重要，这个问题不解决，很难有人会尝试购买产品，毕竟这关系到购买者的健康及幸福。接下来，要确定客户群体，也只有确定了客户群体，才能更有效、更有针对性地制订传播内容及媒介的选择。内容要符合客户群体的接受习惯，所选择投放的媒介要融会贯通、优劣互补。

对于大健康品牌的媒介策略，不一定在一开始就必须要投入大量的成本，若是能科学合理地按照这个逻辑顺序来执行，可能在没有过多投入的情况下也能出现企业想要获得的效果。

第三节 // 　中医针灸的国际名片

中医针灸申遗——人类文化的瑰宝，奉献世界的济世良方

2010 年 11 月 16 日，在联合国教科文组织保护非物质文化遗产政府间委员会第五次会议上，审议通过了将中国政府的申报项目"中医针灸"列入"人类非物质文化遗产代表作名录"。中医针灸申遗成功，对进一步促进"中医针灸"的传承、保护和发展，提高国际社会对中华民族优秀传统文化的关注和认识，增进中国传统文化与世界其他文化间的对话与交流，保护文化多样性都具有深远的意义。回顾整个申遗历程，中国政府和中国中医药界做了大量工作。2006 年，国家中医药管理局组织成立了中医药申报世界非物质文化遗产委员会、专家组和办公室，着手开展中医药非物质文化遗产保护的研究和申报工作。同年，针灸被列入了中国第一批国家级非物质文化遗产名录，开展了一系列的传承保护工作。2008 年 9 月，中国政府向联合国教科文组织申报将"中医"列入"人类非物质文化遗产代表作名录"，后因申报规则的具体要求，在 2009 年 10 月改为以"中医针灸"进行申报。2010 年 5 月通过联合国教科文非物质文化遗产处附属机构评审，并最终在 11 月的第五次会议上入选"人类非物质文化遗产代表作名录"。

2011 年世界针灸学会联合会在巴西召开国际针灸学术大会，来自世界各地的针灸专家学者共聚一堂，世

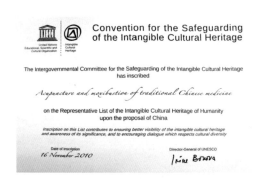

2010 年 11 月 16 日，联合国教科文组织在肯尼亚内罗毕召开保护非物质文化遗产政府间委员会第五次会议，"中医针灸"通过审议，被列入人类非物质文化遗产代表作名录（图为联合国教科文组织颁发的证书）

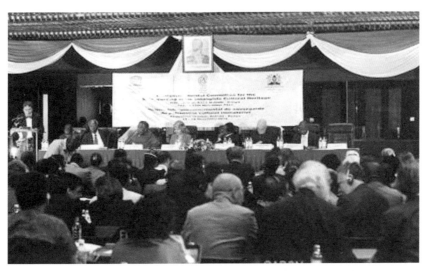

2010 年 11 月 16 日，在肯尼亚召开的联合国教科文组织保护非物质文化遗产政府间委员会第五次会议上，"中医针灸"申遗成功

界针灸学会联合会借此时机，举行了第七届执行委员会第三次会议，会议提案中就有"世界针灸日"的议题。

中国代表提出的 11 月 22 日为"世界针灸日"，也是世界针灸学会联合会的诞生日，这一方案最终获得通过，成为正式节日。

"世界针灸日"——思维升级为针灸产业赋能

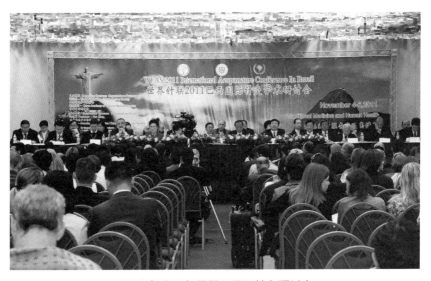

2011 年在圣保罗召开巴西针灸研讨会

2011 年 11 月 4 ～ 6 日在圣保罗召开巴西针灸研讨会。世界各国 980 名代表出席开幕式。世界针灸学会联合会借机举行第七届执行委员会第三次会议，"世界针灸日"的议题在本次会议中提出并通过。

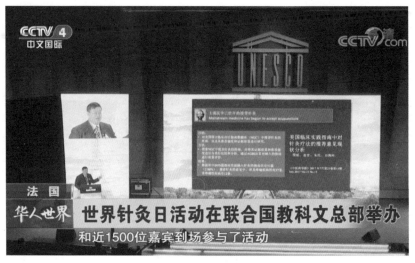

CCTV 报道针灸走进 UNESCO

2012 年 11 月 22 日，在这世界针灸同仁的共同节日里，大韩针灸师协会在首尔隆重举办庆祝活动，本次活动由申泰镐会长亲自主持，得到广大会员的重视和积极响应。

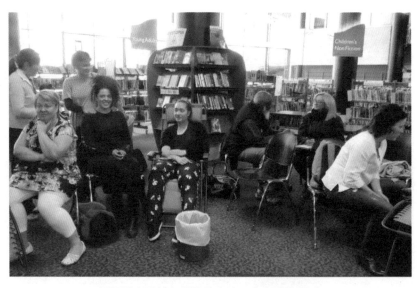

新西兰中医针灸学校的义诊、公众讲座活动

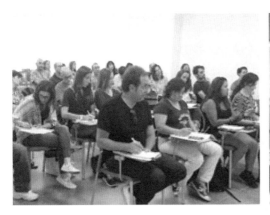
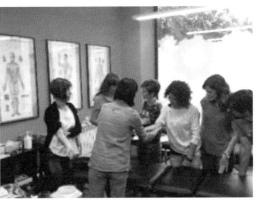

巴塞罗那高等中医学校诊所开放日浮针讲座

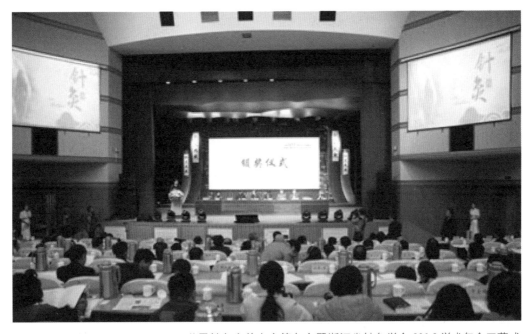

世界针灸康养大会筹备会暨浙江省针灸学会 2016 学术年会开幕式

2013 年 11 月，在澳大利亚举行的世界针灸学会联合会第八届会员代表大会上，一致通过将每年的 11 月 16 ～ 22 日定为"世界针灸周"。

"'一带一路'中医药针灸风采行"——大健康 IP 造梦工厂

"世界针灸学会联合会'一带一路'中医药针灸风采行"系列活动在国家中医药管理局、中国中医科学院、中国科学技术协会等部门支持下，

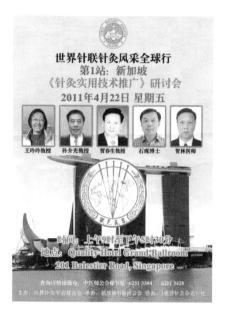

世界针灸学会联合会针灸风采全球行新加坡首站海报

通过高端会晤、学术交流、参观访问、义诊讲座和展览展示等多种形式，推动中医药海外创新发展，普及和宣传中医药文化，探索推进中国与"一带一路"沿线国家多层次的中医药交流合作，力求以中医针灸为切入点，推动中外各国在政治、经贸、能源、投资、科技等领域交流合作的深入，把中医针灸打造成中外人文交流、民心相通的亮丽名片。截至 2018 年底，"一带一路"中医药针灸风采行活动已在 20 多个国家举办了 30 余站，得到各国政府、中国驻外使领馆、医疗学术机构、当地人民及华人华侨的热烈欢迎。

2017 年，世界针灸学会联合会"一带一路"中医药针灸风采行活动来到非洲的毛里求斯和南非，得到了当地政府机构的大力支持，有力提升了中医药针灸在非洲的影响力。毛里求斯卫生和生活质量部与世界针灸学会

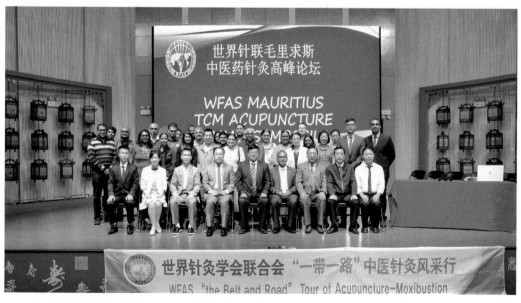

世界针联毛里求斯中医药针灸高峰论坛

联合会、中国中医科学院签订了三方合作协议，时任毛里求斯总统及中国驻毛里求斯大使均高度支持。两年来三方已开展人员互访、针灸培训等实质性合作。2019 年 9 月下旬，世界针灸学会联合会再次在非洲开展了"一带一路"中医药针灸风采行活动，巩固了开拓性成果，进一步增强了中医药针灸在非洲的影响力，促进中国同非洲国家在传统医学、经济以及文化等各领域的合作。

天圣铜人奖——万方来贺，针灸界的殊荣

2016 年世界针灸学会联合会第八届执委会第四次会议（日本筑波）通过关于建立"世界针灸突出贡献奖"决议，以鼓励和彰显在世界针灸方面取得杰出成就的人和事，通过奖励的形式促进针灸的世界传播和科技进步。该奖项定位为全球中医针灸领域的最高奖，着重奖励表彰在世界针灸学会联合会创建和发展过程中做出突出贡献的个人和团体，以及在世界针灸学术和科技发展中做出特殊贡献的个人和团队，每两年举办一届。

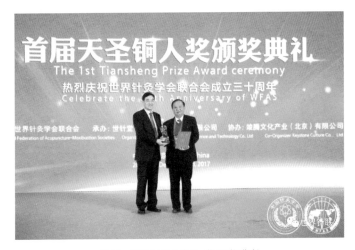

首届"天圣铜人奖"奖颁奖典礼

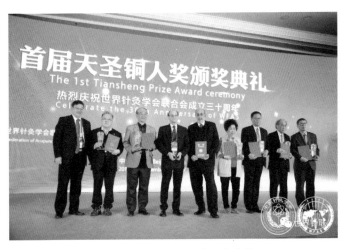

首届"天圣铜人奖"奖颁奖典礼

2017 年 12 月 3 日

晚上，世界针灸学会联合会首届"天圣铜人奖"颁奖典礼在京举行。

获得世界针灸学会联合会发展突出贡献奖的个人有：洪伯荣（美国）、邓良月（中国）、黑须幸男（日本）、张金达（加拿大）。

获得该奖项的团体会员有：澳大利亚针灸中医协会、加拿大中医药针灸学会、中国针灸学会、印度尼西亚全国针灸联合会、意大利针灸和传统中医协会、全日本针灸学会、大韩针灸师协会。

获得世界针灸学会联合会学术突出贡献奖的是：石学敏（中国）。

获得世界针灸学会联合会科技特殊贡献奖的个人有：韩济生（中国）、朱兵（中国）、李永明（美国）、克劳迪亚·维特（德国）。

这些奖项的颁发，既是对获奖者推动世界针灸医学发展所做出的努力和贡献的褒扬，同时也是对全世界针灸工作者的激发与鼓励。

针灸铜人——礼仪之邦，连接世界的国礼

2017 年 1 月 18 日，中华人民共和国主席习近平访问了世界卫生组织并会见了陈冯富珍总干事。访问期间，习主席向世界卫生组织赠送了一座针灸铜人雕塑。

国家主席习近平与世界卫生组织总干事陈冯富珍，共同见证中国政府和世界卫生组织签署"一带一路"卫生领域合作谅解备忘录，并出席中国向世界卫生组织赠送针灸铜人雕塑仪式。这个浑身布满穴位的铜人雕塑，顿时吸引了世界的目光。

习近平主席在赠送针灸铜人雕塑仪式上的致辞中指出："我们要继承好、发展好、利用好传统医学，用开放包容的心态促进传统医学和现代医学更好融合。中国期待世界卫生组织为推动传统医学振兴发展发挥更大作用，为促进人类健康、改善全球卫生治理做出更大贡献，实现人人享有健康的美好愿景。"

第二章

世界针灸学会联合会——
扎透健康的奇经八脉

第一节 // 世界针灸学会联合会，荣耀出发

随着针灸在世界范围的复苏，针刺麻醉取得了世界瞩目的关注，国际交流日益频繁，组建一个世界性的针灸学术联合组织，已经成为世界针灸医学发展的直接需要。从 1982 年到 1987 年，在世界卫生组织的帮助下，经过 5 年的努力，世界针灸学会联合会终于孕育而生。世界针灸学会联合会的成立是世界针灸界的一件大事，对于推进世界针灸的发展，促进人类健康具有十分重要的意义。

世界针灸学会联合会 1984 年开始筹备，并由卫生部、中国科协、外交部和国家科委四大部委联名报请国务院，经国务院批准，由中国方面牵头，在世界卫生组织的指导下，于 1987 年 11 月在中国北京成立。

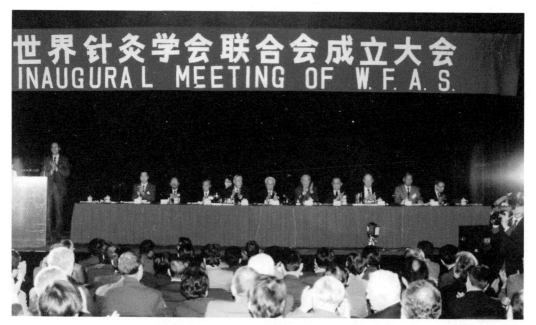

1987 年 11 月 22 日世界针灸学会联合会成立

历史选择

世界针灸学会联合会（The World Federation of Acupuncture-Moxibustion Societies）简介：

一、性质

世界针灸学会联合会（简称世界针联）是与世界卫生组织（WHO）建立正式工作关系的、与国际标准化组织（ISO）建立 A 级联络关系的非政府性针灸团体的国际联合组织，总部设在中华人民共和国首都北京。

二、宗旨

促进世界针灸界之间的了解和合作，加强国际间的学术交流，进一步发展针灸医学，不断提高针灸医学在世界卫生保健工作中的地位和作用，为人类的健康做出贡献。

三、任务

组织世界针灸学术大会、中型学术研讨会和专题学术讨论会；促进国际针灸界之间的友好往来，鼓励各种针灸学术交流；完成与世界卫生组织建立正式关系所承担的工作，实施世界卫生组织传统医学战略；宣传和推广针灸医学，争取各国针灸合法地位；发展针灸教育，提高从业人员水平；开展针灸医疗服务；出版针灸学术刊物，提供针灸信息服务；制定和推广有关针灸的国际标准；为实现本会宗旨所必须承担的其他任务。

四、组织机构

世界针灸学会联合会由团体会员组成。会员必须是所在国或地区成立三年以上拥有 50 名成员以上的合法针灸学会或合法针灸机构。世界针灸学会联合会现有团体会员 201 个，代表着 55 个国家和地区近 40 余万名针灸工作者。

会员大会是世界针灸学会联合会的最高权力机构，执行委员会是常设权力机构，秘书处是世界针灸学会联合会常设办事机构。

世界针灸学会联合会每四年召开一届会员大会、举办一次世界针灸学术大会。两次世界针灸学术大会之间，每年召开一次国际针灸专题学术研讨会。

执行委员会下设国际针灸资格（水平）考试委员会、顾问委员会、专家委员会和工作委员会。国际针灸资格（水平）考试委员会，在国际上开展针灸资格水平考试，促进针灸工作者的业务素质和学术水平的提高；专家委员会和顾问委员会，为执行委会提供专业技术、政策法规的咨询和建议，支持和协助执行委员会开展工作。工作委员会由教育、立法、资格审查、学术、财务、道德标准、义诊、标准、外交、科技协作、大学协作、国际志愿者、国际标准基金管理等 13 个专项工作委员会组成，负责开展各项工作。

秘书处设在中国中医科学院，负责处理日常工作。秘书处工作由秘书长主持。

五、发展历程

世界针灸学会联合会成立以后，在促进世界针灸界之间的了解与合作，加强国际间的学术交流，确立针灸医学在世界卫生工作中的重要地位，以及针灸为人类健康服务等方面，做了许多卓有成效的工作。

1. 组织召开了全球范围的世界针灸学术大会 11 次（截至 2017 年，其中 9 次与世界卫生组织共同发起举办），国际针灸专题研讨会 22 次（截至 2017 年，其中 4 次与世界卫生组织共同发起举办）。开展针灸标准化研究，参与世界卫生组织的国际"针灸术语标准化""经穴部位国际标准"等文件的起草、制定及有关针灸标准地区性协议的推广工作。1988 年创办《世界针灸学会联合会通讯》，发往各国会员组织和世界卫生组织有关部门，1991 年创办了世界针灸学会联合会会刊《世界针灸杂志》。1997 年开展国际针灸资格（水平）考试，并出版《国际针灸学教程》。2004 年创办世界

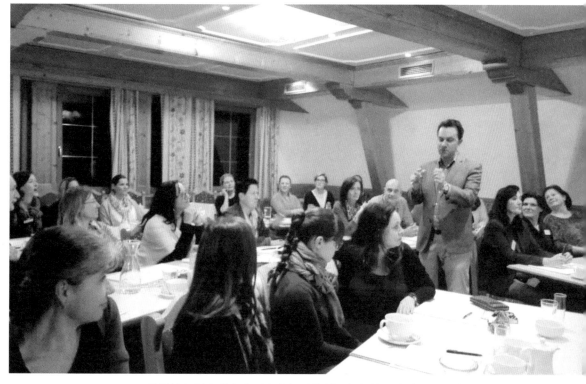

世界针灸学会联合会副主席胡曼教授（伊朗籍）给外国学员讲授中医针灸

针灸学会联合会网站（www.wfas.org.cn）。

2. 加强与世界卫生组织的关系，与世界卫生组织在针灸发展战略上保持高度统一。1998 年 1 月，世界卫生组织 101 届执委会讨论通过，与世界针灸学会联合会建立非政府性正式关系，每三年制订一次合作计划，现合作执行第七个合作计划。

3. 积极发展与各国政府、学术机构及民间组织的交流。世界针灸学会联合会非常注重与各国家政府部门的关系，在不同的国家召开学术大会时，许多国家的高官政要都为世界针灸学会联合会的学术活动给予了实质的支持或者密切的关注。世界针灸学会联合会与国际上的一些医学机构、学术团体之间的接触与交流也在不断增加。

世界针灸学会联合会现由第九届执行委员会主持工作。主席由刘保延教授担任，秘书长由麻颖教授担任，司库由杨金生教授担任。

针灸外交，新中国的健康新名片

2017年1月18日，国家主席习近平在世界卫生组织总部访问期间，向世界卫生组织赠送针灸铜人雕塑仪式，并为针灸铜人揭幕。此举既是中国政府支持中医药发展的具体表现，也让世界再度关注中医药，作为中医药走向世界的一张名片，针灸当前已在世界范围内获得广泛认可。

其实早在新中国建交初期，中医针灸作为中华民族优秀文化的杰出代表，已然成为新中国最为靓丽的外交名片。

"针灸外交"

1972年，美国总统尼克松访华期间，随行记者之一詹姆斯罗斯顿患阑尾炎，在北京协和医院做阑尾切除术，并应用针灸疗法消除术后疼痛。回国后，詹姆斯在《纽约时报》上撰写了有关针刺麻醉的报道，在美国引起轰动，进而引发了一股针灸热。这就是与"乒乓外交"齐名的"针灸外交"。

新中国成立初期，大力支持针灸事业，掀起了学习针灸的热潮。20世纪60年代出版的一本由杨甲三编著的《针灸临床取穴图解》，创造了245万册的发行纪录，这个数字数倍于当时全国中西医生的人数总和。

印尼总统苏加诺——"中国咖啡"治好肾结石

1961年底，印尼总统苏加诺肾病严重，该国谣传总统将不久于人世。当时，苏加诺因肾结石已无法排尿，西医治疗毫无效果，后来还出现输尿管流血水。

总统医疗组向中国发出求助信，在周恩来总理的安排下，1962年1月，中国派出以北医第二附属医院院长、泌尿外科教授吴阶平为组长的医疗小组，携带大量中草药及器械赶赴印尼。吴阶平亲身示范，拟订了处方，中药与针剂双管齐下，并定做了专门的送药器皿，盖子密封加锁，由总统府派专车专人接送……

苏加诺管中药汤药叫"中国咖啡"（因为味苦），在坚持服用后，不断排出结石，并对中国使馆工作人员说："你们中国那个'咖啡'（即中药）挺好喝，我一直喝着呢。"

中方医疗小组为苏加诺治疗了三个月之后，其肾功能部分恢复。印尼各大传媒大肆报道，印尼西医也由最初的怀疑到交口称赞。1965 年 1 月，苏加诺总统还特意授予医疗组组长吴阶平三级"伟大公民"勋章。

"金针拨障术"

1972 年，周恩来总理亲自指派了当时的眼科专家、"金针拨障术"妙手唐由之为柬埔寨首相宾努治疗，使其重见光明。

从此，中医的"金针拨障术"震惊海内外，为多国领导人解除病痛。

"莫桑比克的白求恩"

1976 年，莫桑比克总统希萨诺在见证了中医针灸的奇迹后，称赞中方江永生教授为"莫桑比克的白求恩"。莫桑比克解放阵线中央书记的西托莱，亲自题词："中国针灸，造福世界。"

走进世界卫生组织

20 世纪 70 ～ 80 年代，针灸医学越来越受到各国医学界的关注，学习、应用、研究针灸的医生和学者与日俱增。许多国家成立了针灸学术组织，国际化的针灸学术交流活动日益频繁。

特别是第二次世界大战后，国际环境相对稳定，经济发展迅速，世界各国对医疗的需求进一步增长，世界各国医疗保险负担的加重，以及药物毒副作用等医疗缺陷，促使人们对传统医疗方法产生浓厚兴趣。伴随着针灸在世界范围的兴起，世界卫生组织对针灸的关注也在不断提高。

从 1982 年到 1987 年，世界针灸学会联合会筹备的每一步都留下了世界卫生组织的足印。早期创建世界针灸学会联合会的有关会议都是在世界卫生组织西太区相关会议上召开的。

A10 | 华人 2　　　　欧洲时报 NOUVELLES D'EUROPE　　　星期五—星期日 16 - 18 Novembre 2018

健康艺术注重交流 吸引1500嘉宾
针灸走进教科文展现中华之美

《欧洲时报》报道针灸走进 UNESCO

　　创建世界针灸学会联合会，联络协调是关键，世界卫生组织西太区做了大量的联络、协调工作，并在章程起草、道德宣言、组织建设上给予多方面的技术指导，这使得世界针灸学会联合会的筹建能在一个高起点上顺利推进。

　　1988年3月，世界卫生组织西太区办事处对外关系官员提出世界针灸学会联合会经过努力，与世界卫生组织建立非政府性正式关系的可能性。从此，世界针灸学会联合会与世界卫生组织的关系更加密切，表现在两组织官员间的频繁往来和沟通、出版物的交换和相互参加对方的会议等。

　　1996年3月，在世界卫生组织的指导下，世界针灸学会联合会正式向世界卫生组织递交了与其建立正式关系的申请。

　　1998年1月27日，世界卫生组织第101次执行委员会会议做出了EB101.R21号决议，审议通过了世界卫生组织与世界针灸学会联合会建立非政府性正式关系。1998年3月世界卫生组织与世界针灸学会联合会建立正式关系新闻发布会在北京召开，标志着世界针灸学会联合会正式进入了世界卫生组织的大家庭。

同年，应世界卫生组织的邀请，世界针灸学会联合会派出代表团赴日内瓦参加第51届世界卫生大会暨世界卫生组织大会成立50周年，确定了两个组织今后的合作方向。之后，两组织在针灸标准化、针灸临床研究指南、培训、针灸优势病种的分析与临床调查，以及促进世界针灸界之间的友好合作与交流，合理运用针灸等方面开展了卓有成效的工作。

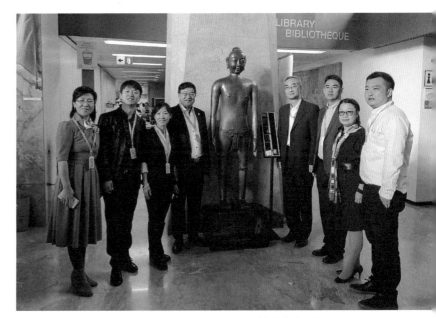

世界针联走进世界卫生组织

第二节 // 针联世界，健康全球

世界需要中医针灸

针灸是中国的，也是世界的。

针灸发源于中国，最早可追溯到新石器时代，有文字记载的历史也超过了两千年以上。从公元6世纪前后，针灸传入朝鲜半岛和日本，开启了长达1500年之久的针灸世界之旅的传播与应用。

世界针灸学会联合会成立 30 多年以来，推动着针灸事业在世界范围的快速发展，国际间的交流活动日益频繁。如今，针灸已经传播到 183 个国家和地区。

世界针灸学会联合会在针灸文化的发展与传播方面，一直不遗余力，开展了针灸相关的各方面的活动，并建立了相关的针灸传媒机构和传播组织，以及针灸界的各类奖项。

针灸已然成为世界上应用最广泛的替代医学疗法。

目前，亚洲、南美洲所有国家均已应用针灸，欧洲、非洲针灸应用的国家分别占比 98% 和 93%。

截至 2017 年 1 月底，世界范围内有 38 万余名针灸工作者，接受过中医药、针灸、推拿或气功治疗的人数已达世界总人口的 1/3 以上。"除中国外，其他国家中医医疗（针灸）机构达 10 万多家。针灸的中外传承基地共有 6 家，涵盖美国、加拿大和澳大利亚。针灸已成为世界上应用最为广泛的替代医学疗法。"

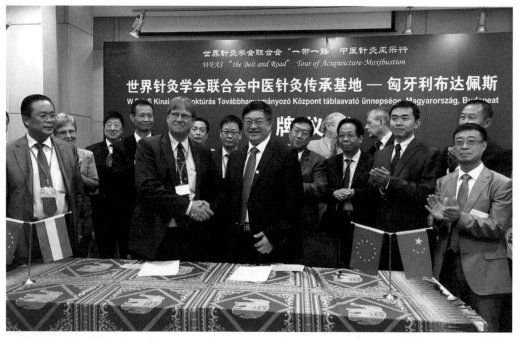

匈牙利传承中心成立

世界针灸学会联合会主席刘保延教授曾说过：他至今记得多年前去芬兰教学时对学生们说，"想要学习火针的使用，必须自己先体验"，想不到的是，"每个人都伸出胳膊让我扎针"。

为振兴中医药，擦亮针灸这块"金字招牌"，世界针灸学会联合会自2010年以来在"一带一路"沿线国家开展了30余次"一带一路中医药针灸风采行"系列活动，先后走进意大利、毛里求斯、波兰、荷兰等地，通过学术交流、文化展览、专家义诊以及科普讲堂等多种形式向沿线针灸从业人员推广介绍中医针灸。

当下，"一带一路"倡议的提出和实施为中医"走出去"提供了难得的契机，充分挖掘展现针灸"治未病"的优势，在治未病中占据主导地位，在重大疾病治疗中发挥协同作用，在康复疾病中发挥核心作用，还要推进针灸服务模式的转变，构建"一针、二灸、三用药"的医疗服务模式。

全球每年约有1.3万名留学生来华学习中医药和针灸，已有30多个国家和地区开办了数百所中医药院校，在各大洲建立了中医孔子学院10余所，在海外建设了17个中医药中心。

国外对中医针灸的态度较为开放，虽然有较大的文化差异，但并不影响国外学生理解中医、学习中医，有些学得相当之好，中医理论水平、临床水平甚至比中国学生还厉害。

中医药和针灸服务全人类是大势所趋。如中国工程院院士张伯礼教授所说："中医药走向世界是时代需求，不是我们强行向海外推广中医药，而是世界范围内对中医药的迫切需求。"

2019年两会期间，20多位委员再次提案，呼吁将针灸学提升为一级学科，提高针灸学国内外的竞争实力。

1949年，新中国成立，毛泽东主席接待外宾时笑语："我相信，一个中药，一个中国菜，这将是中国对世界的两大贡献。"这番评价，他在1953年又再次重提。

在21世纪的今天，全球高度互联互通的紧密连接下，更加凸显出中医药对于世界的巨大贡献和作用。

中医在美国

不仅中国需要针灸，国际环境也迫切需要针灸成为一级学科，例如：一份来自《补充医学疗法杂志》（*Journal of Complementary Therapies in Medicine*，美国排名第 4 的传统医学杂志）的报道显示，截至 2018 年 1 月 1 日，持有效执照的针灸师人数为 37886 人，共有 62 所经过认证的中医大学。美国已经有 3.8 万名针灸师，而我国只有 5.4 万名针灸师，根据增长速度估算，10 年内，美国的针灸师人数将超过中国。针灸师人数如果被美国超越，我国至少就失去了针灸第一大国的位置，其他相应的话语权也会渐渐失去。

中医在美国走过了一段漫长的发展历程。美国主流医学界从一开始认为针灸只不过是心理作用安慰剂，发展到如今政府每年拨款数千万美元，用于支持中医的临床研究。

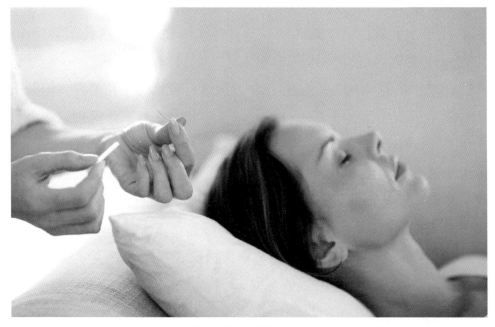

美国患者接受针灸治疗

美国的超级著名健康节目 Doctor Oz（奥茨医生秀），主持人为一个毕业于世界顶级医学院的美国心外科医生，在自己主持的节目中体验针灸并拼命宣传普及中医针灸 "best of best"。

据 NCCAOM 进行的一次全国性调查表明，美国每 10 个成年人中，就有 1 人接受过针灸治疗。在这些人当中，又有 21% 的人除了针灸之外，还同时使用过中药、推拿、按摩等方法来治病。此外，有 60% 的美国人表示，他们在需要的时候乐于考虑把针灸作为治疗病症的一种选择。

美国好莱坞许多的明星、篮球巨星都非常认可中医，甚至美国军方也开始大力运用中医针灸。一份调查报告显示，如今的美国看过中医的人、愿意接受中医治疗的人已经超过 50%。全美一年每人平均接受中医服务的次数近两次。在美国从事中医药相关工作的人差不多有 4.5 万人。

美国内华达州早在 1973 年就通过了中医合法化法案，这也是美国史上第一部《中医法》。不仅是针灸治疗，中药应用也正式合法化，该法案还承认了中医的独立地位，保障了中医不受西医影响。两年后，该州还进一步修改了该中医法案，规定保险公司支付针灸诊疗费用。

中医尤其是针灸在美国认可度很高，随着美国对中医针灸的肯定，目前全美 50 个州中已有 44 个州批准颁发针灸执照。同时，上百所中医针灸学院也提供 3 ～ 4 年的职业培训，毕业后可授予学士或硕士学位。另外，针灸治疗也逐步被纳入美国医疗保险系统，其发展进入稳定增长期。

中医在欧洲

本是西医起源的欧洲，却占到全世界中草药消费市场份额的 44.5%，60% 以上的欧洲人都在使用中医药物。据不完全统计，欧洲目前受过培训的中医药人员约有 10 万余名。

其中在职的约占 60%，中医药诊疗机构有 1 万多所，大部分以针灸为主，有 30% ～ 40% 的诊所兼用中药及其制品；中医教学机构 300 多所，每年将向各国输送 5000 多名中医药人员。中药产品进口批发商 500 多家，即使在仅有 1500 万人口的荷兰，中医药人员也达 4000 多人，拥有 1500 多家诊所。

受温带海洋性气候影响，英国常年多雨。历史上毫无"湿气"概念的英国人，风湿病重到骨子里，数百年来无药可医。直到 1961 年，英国人成立针灸学院，才终于找到攻陷风湿病的灵丹妙法，没想到古老的中医竟成为救命稻草。

如今，英国中医诊所已高达 3000 多家，仅伦敦就占 1/3。平均每年都有 150 万人接受中医疗法，超过 11 所正规大学开设中医、针灸课程，正式的英式授课。比起抗生素横行的西医，英国更推崇以自然疗效著称的东方医术。

在对医药使用最谨慎的德国，却拥有一大批中医中药的忠实"粉丝"。可以说，看中医在德国不仅是一件"小资"的事情，还是"贵族疗程"！中德 1991 年合建的第一所中医院，刚开放就受到热捧——仅预约挂号就需等半年之久。

在德国，看中医个人支付的费用是看西医的 10 倍以上。德国的社保制度非常健全，一般来说，看病一次诊金 10 欧元，还可以保证同一种病三个月之内免挂号费；去药房拿药，一律 5 欧元一次，剩余的费用由政府支付。而看中医，诊金一次要收 70 欧元，如果是初诊，诊费要 100 欧元；医生开处方，另外收 10 欧元，一帖药一般也要 10 欧元。看中医还经常配合一些体格检查，单项都要 20 ～ 30 欧元。目前德国的 7 万多家药店中，有德国药剂师执照者便可经营中药。

德国每年接受中医治疗的人数超过 200 万，拥有官方针灸证书医师超过 5 万，占全德国医生总数的 16.7%。

瑞士这个人均寿命 82.4 岁、排名世界之首的"健康大国"，从 1999 年 3 月开始就将中医、中药、针灸的费用纳入国民医疗保险。

作为欧洲第一个实施中医立法的国家，2013 年匈牙利国会就通过了中医立法，中医师在匈牙利拥有正规的行医许可。并于 2015 年由匈牙利总理欧尔班签发颁布了中医立法实施细则，开始承认中国高等中医院校学历，中医师有 5 年相关工作经验并符合相关条件，就可申请在匈牙利独立行医的中医从业人员行医许可证。

匈牙利总人口不到 1000 万，有近 600 名匈牙利医师开设有自己的中医诊所。由此可见匈牙利从医学界到民众对中医的认可程度。

比利时已把针灸纳入正规医学。

意大利许多医院设有中医门诊部，全国草药店均能见到中草药和中成药出售。

挪威已成立官方的中医药工作小组，国家推动加快了对中医药的发展。

中医在澳洲

澳大利亚是全球首个以立法的方式承认中医的西方国家。从 2012 年 7 月 1 日开始，在澳大利亚正式注册的中药师、中医师能够在澳大利亚合法行医，并且在澳的 5000 余家中医诊所被正式纳入国家医疗体系之中。随着近年中医和中药在澳大利亚的推广，澳大利亚社会对中医药的接受程度越来越高，中药也被列为澳大利亚"补充药品"中的重要门类，联邦政府也正式成立了国家中医局，并公布全国中医注册标准。

澳大利亚政府对针灸发展情况的统计结果显示：在澳大利亚，有70%的医生会在治疗以后向患者推荐针灸理疗，一年中连续 12 个月去接受针灸调理的患者，占到澳大利亚总人口数的 10%，几乎所有的医疗保险机构都对针灸调理给予补贴。

就诊数据显示，全澳中医及针灸诊所每年服务约 280 万人次，其中 80% 的患者是以英语为母语的主流社会群体，全行业年营业额达上亿澳元。

目前，在澳大利亚，大约有 20 所大学提供中医课程。其中皇家墨尔本理工大学、悉尼理工大学、西悉尼大学更是提供了研究生课程。中医在澳大利亚的教育正在迅速发展。

2014 年 11 月 17 日澳洲第一家中医中心成立，北京中医药大学和西悉尼大学签署在澳洲建立中医中心合作协议的签订仪式。

以上各国中医针灸发展的不同状况，无不说明世界健康需要针灸，针灸发展在于世界！

针灸文化的发扬光大

针灸立法

立法是针灸健康发展的基础，也是针灸文化有序传承与传播的保障。

自成立以来，世界针灸学会联合会就将立法列为重要工作。成立立法工作委员会，举办立法工作论坛，并且一直关注针灸在各个国家的立法工作。

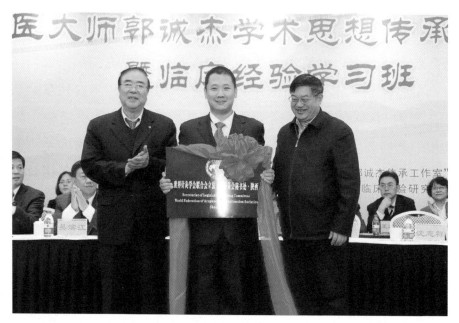

陕西中医药大学召开国医大师郭诚杰传承会，世界针灸学会联合会主席刘保延教授、副主席兼秘书长沈志祥教授代表世界针灸学会联合会授牌

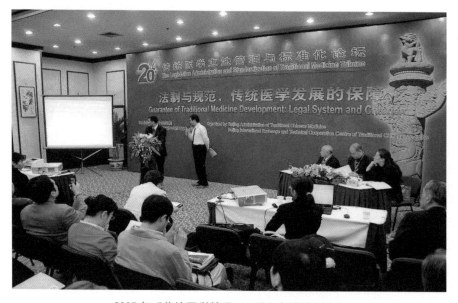

2007 年"传统医学管理、立法与标准化论坛"

1. 立法工作委员会

针灸立法是针灸健康发展的基础。为了促进针灸立法，1992年7月，世界针灸学会联合会成立了立法工作委员会。

2016年10月23日，世界针灸学会联合会立法工作委员会秘书处设立在陕西中医药大学。

2. 举办立法工作论坛

2007年世界针灸学会联合会举办"传统医学管理、立法与标准化论坛"。

3. 各国立法现状调研

世界针灸学会联合会历时三年，先后对全球202个国家和地区的针灸发展现状进行调研，分析和整理了各大洲针灸立法情况。

近几十年来，专门对中医针灸立法的国家越来越多，其立法的范围及内容也越来越丰富、越来越具体，越来越切于保护、传承、推广、应用、研究等，在全球针灸立法基础上的针灸管理范围与力度也逐步扩大。

目前全球共有36个国家有专门的针灸法律法规。

在世界范围内越来越多的国家和地区选择和使用针灸。

目前，针灸在世界的迅速发展表现为两个趋势：

第一，从民间诊所逐渐向大型医疗机构过渡，逐渐进入主流体系。一个很典型的例子就是，美国目前止痛药滥用、过度使用问题，已经有不少本国专家表示，可以使用针灸来替代止痛药的效果。

第二，从没有明确立法、没有合法地位，发展为在几十个国家有了以针灸为主的立法，有了合法的地位。这一趋势很明显地表现为，当前美国与针灸相关的培训学校的数量已经多达70余所，同时美国还在全国各个州认可和推广针灸考试。

亚洲中医针灸立法情况

针灸已在中国、泰国、新加坡、印度尼西亚、韩国、以色列等取得合法地位。

目前日本针灸师尚不能得到医师待遇，针灸治疗费可部分地从保险中支付。斯里兰卡将中医药纳入传统医学下归口管理，经斯里兰卡医药委员会审批并在有关部门注册后，中医师可以在斯里兰卡行医。缅甸国家卫生部设有传统医药管理局，并与 1996 年 7 月发布了缅甸传统医药法。尼泊尔由尼传统医药局管理，行医由传统医药理事会审批注册并办理营业执照。1999 年，尼泊尔政府颁布了《传统医药法》，对传统药品的生产和行医做出具体规定。

欧洲中医针灸立法情况

英国是西欧第一个对补充替代医学立法的国家。2000 年上议院报告中就将针灸、中草药、顺势疗法和整骨疗法列为第一类，认为疗效肯定，值得推广和研究。2004 年成立了英国中医管理委员会。在欧洲其他国家，如德国、奥地利、意大利、荷兰、丹麦、比利时、俄罗斯、葡萄牙、波兰、罗马尼亚针灸已获得官方的认可。西班牙、芬兰、希腊、阿尔巴尼亚、芬兰等国，对针灸医学多采取观望或默许的态度。

针灸被德国认为是一种特殊的治疗手段，在法律调控方面由德国政府和医学联合会共同承担。德国、法国、意大利、瑞士等国家的医学联合会均认为针灸是一种辅助的医疗方法，在德国已经有许多医院能够提供中医包括针灸在内的医疗服务。法国、德国、意大利的部分地区，针灸治疗费用可以得到国家医疗保险的报销。同时，法国、德国、意大利、荷兰、瑞士、英国还能得到私人医疗保险公司的报销。

美洲中医针灸立法情况

美国：自 1972 年针灸治疗在内达华州和加利福尼亚州合法化后，美国各州政府自行决定是否立法，目前美国有 44 个州和华盛顿特区立法承认针灸，准予办理执照或注册登记。

加拿大：自 1973 年首次对针灸立法至今，已有 40 多年。从 1973 ～ 2014 年有 5 个省立法，全国几个主要大省均已针灸立法，涵盖人数已占全国的

88%，从针灸 / 中医立法的涵盖数量上看，已经普及。这种普及推动了针灸 / 中医教学、临床和科研的发展。

巴哈马群岛：巴哈马现行的《卫生职业法》中，对中医针灸加以规定，允许针灸医生依法行医。

针灸还在墨西哥、巴西、哥伦比亚、阿根廷、厄瓜多尔等国获得合法地位，中医针灸被古巴纳入国家医疗保健体系中。

大洋洲中医针灸立法情况

澳大利亚：2000 年澳大利亚维多利亚省实现了中医合法化。澳大利亚从 2012 年起对中医进行全国注册管理。

巴布亚新几内亚对中医药无明确的政策管理与法规，但中医医生可在获得该国医学会的许可后行医。

非洲中医针灸立法情况

早在 1975 年埃及政府就以文件形式，对中医针灸的应用予以肯定。

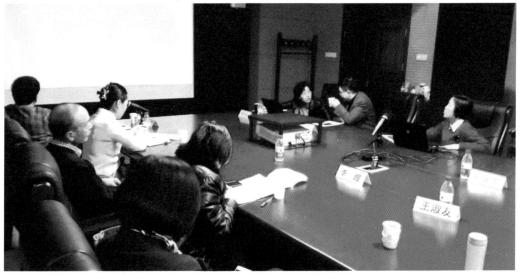

2016 年 3 月 12 日，世界针灸学会联合会副秘书长杨宇洋在国际针灸立法课题会上做报告

南非政府于 2001 年 2 月正式颁布了"南非联合健康专业委员会管理条例"，将中医及针灸列入 10 个可从事的医学专业之一，确立了中医及针

灸行医的法律地位。

其他国家如加纳、津巴布韦、纳米比亚、毛里求斯等都将中医针灸纳入传统医药管理部门。加蓬已将传统医学纳入国家的医疗制度中。

当今世界中医针灸发展机遇与挑战并存。世界针灸学会联合会作为与世界卫生组织建立正式工作关系的国际针灸组织，有责任、有义务号召团体会员共同推进中医针灸立法工作，让中医针灸为人类健康服务。

光辉岁月——荣耀与坚持

2019 年 4 月 25 ～ 27 日第二届"一带一路"国际合作高峰论坛在北京举行。本届高峰论坛以"共建'一带一路'、开创美好未来"为主题，目前已经有 126 个国家和 29 个国际组织与中国签署了 176 份合作协议。

在"民心相通"分论坛上，包括外国政党、政府领导人、国际机构负责人等来自五大洲 61 个国家的 130 余名外宾，围绕民间交流、民意沟通和民生合作展开讨论与互动。其中，竣腾文化为世界

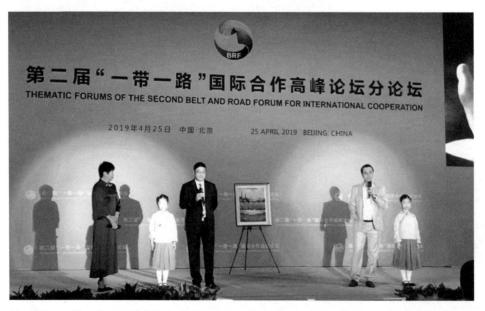

第二届"一带一路"国际合作高峰论坛"民心相通"分论坛上，世界针灸学会联合会主席刘保延教授（中）做汇报

针灸学会联合会制作的"一带一路"国际合作高峰论坛中医药板块成果展示视频，并邀请伊朗籍针灸师胡曼·卡扎米做了汇报演讲，在宣传中医针灸文化的同时也向世界展示针灸的美。

针灸源自中国，惠及世界，通过"一带一路"继续传播和发扬中医针灸文化，让更多的人认识到针灸的魅力，让古老的中医针灸造福全球人类健康。

"针灸道，保康养，查岁时，遵天道……"在童声朗诵针灸三字经和中医针灸主题歌曲《针艾世界》的背景音乐中，两位嘉宾缓缓走上台。

刘保延主席介绍，中医针灸已有五千多年的历史，2010 年被联合国教科文组织列入《人类非物质文化遗产代表作名录》。近年来，"一带一路"沿线涌现大批热爱和学习针灸的外国朋友，他们学习、教授和传播针灸，让中医针灸成为世界的针灸。

胡曼副主席讲到，大约 5 年前，他治疗过一位患有多发性硬化症的画家。当时她手脚无法动弹，仅仅希望有朝一日能够再拿起勺子吃饭。经过几个月的针灸治疗，她不仅康复了，还能重新拿起画笔作画。从此，她成为针灸的铁杆粉丝，用针灸创作并开办画展。

两位专家还分享了美国新墨西哥州史灵芝医生用针灸治疗自闭症儿童的感人故事。通过针灸治疗，此前有言语障碍的 8 岁自闭症儿童开口向妈妈说出了"我爱你"。视频中，患儿母亲的激动之情溢于言表，她说朋友和家人们都看到了一个完全不同的孩子！

几个感人故事的讲述，让与会嘉宾认识了中医针灸的神奇疗效，也感受到世界人民对中医针灸的喜爱。胡曼副主席说，中医针灸不仅是给他本人的礼物，也是献给"一带一路"沿线和世界人民的礼物。正所谓"金针一根通经络，带路两条连人心"，世界针灸学会联合会将与全球中医针灸同仁一道，通过"一带一路"继续传播和发扬中医针灸，让古老的中医针灸造福全球人类健康。

世界针灸学会联合会成立 30 年来，取得了不计其数的成绩与荣誉，这背后离不开为此默默做出贡献的人！

谨以此篇，向默默坚守针灸事业的人们致敬！

世界针灸学会联合会主席刘保延教授简介

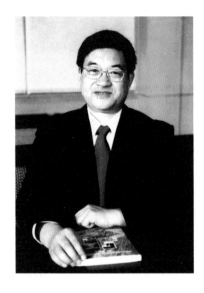

刘保延教授，现任中国中医科学院首席研究员，中国中医科学院中医药数据中心主任，中国针灸学会会长，世界针灸学会联合会主席，中华医学会临床流行病学与循证医学专业委员会副主任委员，中国医师协会循证医学专业委员会常务委员，全国针灸标准技术委员会主任，国际临床流行病学网中国中医科学院临床流行病学组主任，卫生部信息标准化专业委员会副主任委员，世界卫生组织传统医学顾问，《中国针灸》杂志主编。

刘保延教授长期致力于中医临床评价方法与技术研究，提出了具有中医特色的临床研究范式，为中医药临床研究工作的推进做了大量卓有成效的工作；同时在针灸领域进行了示范性针灸临床研究、针灸标准化、针灸病例注册登记研究等工作。牵头组织实施了 973 计划、863 计划、科技支撑计划、国家自然科学基金等 20 余项国家重大课题，曾担任 973 计划首席科学家。在中医药临床研究方法学、针灸标准化研究、针灸注册研究、中医药"治未病"、中西医防治 SARS 和甲流、中医药防治甲型 H_1N_1 流感、手足口病与流行性乙型脑炎以及艾滋病和病毒性肝炎等重大传染病防治中均取得了较为突出的研究成果。获国家科技进步二等奖 3 项，省部级科技进步一、二等奖十余项。发表学术论文 300 余篇（SCI 收录 69 篇，总影响因子 164），著作 10 部。

第三节 // 　辉煌时代，青春针联

连接文化断层——世界针灸学会联合会的青春化

在 21 世纪的今天，科学和技术迅猛发展，对于生命科学的持续研究和认知，为当今的人们提供更多的健康方案。

与此同时，古老的中医针灸如何吸引更多的年轻人了解、认同、使用和喜爱这项医疗方式，是摆在每一个中医针灸从业者和相关产业者面前的大问题。

2018 年 5 月，世界针灸学会联合会成立健康传播工作委员会，秘书处设立在竣腾文化，这也是世界针灸学会联合会 18 个委员会中唯一一个设立在非教学研究机构的委员会，工作委员会的成员大部分都是朝气蓬勃的 80 后、90 后。委员会的中方主任委员由竣腾文化的 CEO 张竣程担任，

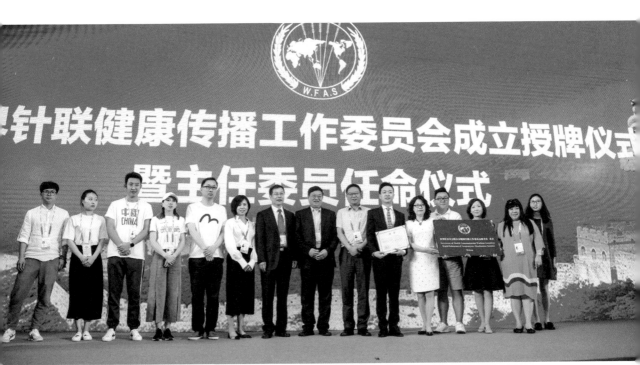

世界针灸学会联合会健康传播工作委员会在庆祝"中医针灸"申遗成功八周年的舞台上成功亮相

外方主任委员由伊朗籍医学博士后胡曼担任，副主任委员由全国政协委员曾芳教授担任，标志着中医针灸向世界范围传播，尤其是中医针灸"青春化"打造上，成果颇丰，效果显著。

2018 年 11 月 14～17 日，世界针灸学会联合会健康传播工作委员会在庆祝"中医针灸"申遗成功八周年的舞台上成功亮相，助力中医针灸学术的繁荣和弘扬人类传统文化。就是在这次会议上，世界针灸学会联合会向全球发布《2018 巴黎宣言——携手共创人类健康共同体》，号召世界针灸学会联合会全体会员和世界针灸界，努力传播中医针灸、发展中医针灸、使用中医针灸，为携手共创人类健康共同体做出新的贡献。

携手共创人类健康共同体——2018 巴黎宣言

中医针灸源于中国，目前已经传播到 183 个国家和地区，成为了世界针灸。它在防治常见病、多发病、重大疑难疾病、传染病以及应对突发公共卫生事件等方面发挥着重要作用。随着人类健康观念和医学模式的转变，中医针灸日益得到国际社会的认可和接受，尤其是在疾病医学面临诸多困难和挑战的今天，中医针灸将为健康医学发展带来新的启迪！

在中医针灸被联合国教科文组织列入"人类非物质文化遗产代表作名录"八周年之际，我们相聚法国巴黎，世界针灸学会联合会号召世界针联全体会员，呼吁世界针灸界同仁：

一、推动针灸教育国际化，从教育机构类型、培养模式、标准化教材等多方面构建针灸医学国际教育体系。

二、推动针灸在所在国的立法，促进针灸在当地的合法地位，为安全、有效、可及的针灸服务提供保证。

三、高度重视针灸传承与创新发展，既要不断提升针灸疗效、扩大诊疗范围，又要吸纳现代科技成果和技术，不断将针灸丰富的经验转化为循证证据与标准规范，促进针灸健康持续的发展。

四、开创针灸全方位开放，创新服务模式，加强多领域跨界学科的联合共进，使针灸在大健康服务中发挥更大的作用。

五、全面提升针灸防病治病、养生保健，服务于人类健康的能力和水平，为民众健康谋福祉、做贡献。

维护生命健康是全球人类的共同愿景和奋斗目标，世界针灸学会联合会愿意联合全球针灸工作者，与世界人民一道，坚持遵循中医的"整体观"，秉承"和谐与健康"的理念，勇于承担"传承与创新"的重任，倡导"中医针灸"健康生活，从我做起，从今天做起，携手共创人类健康共同体！

公布于"世界针灸日"走进联合国教科文组织活动

2018 年 11 月 15 日

第三章

健康传播打造有形影响力

第一节 // 超级 IP 的话语体系引爆新商业模式升级

从超级 IP 中看 IP 打造方法论

IP 有文化，内核为品牌提供破局机会

中国传统文化里最著名的角色孙悟空是超级文化 IP，在戏曲、戏剧、动漫、影视的不同演绎中不断被强化，成为一个非常重要的文化符号。孙悟空的形象一出现，大家不需要解释，从两三岁的孩子到几十岁的老人都知道，有非常高的辨识度。我们在整理和观察 IP 的过程中发现，一个好的 IP，离不开文化，特别是有人格化的特质，外在有非常高的辨识度；又有性格，好玩有趣，个性鲜明；还很有内涵，有观点，有态度，有价值观。

所以我们总结，一个 IP 最持久的能力是内核，也就是价值观首先要有很好的内容，其次是有追随者，有流量有粉丝，可以被市场化、商业化。这两方面相得益彰，构成了文化 IP 的核心。

下面我们基于这三大特质一一分析：

1. 高辨识度
2. 好玩有趣，个性鲜明
3. 有态度观点，有价值观

IP 有场景，视觉决定品牌传播高度

案例：故宫文创，team lab，迪士尼，不眠之夜，漫威。

故宫文创产品的研发和营销方式为其他文创产品提供了新的思路，在新媒体营销中打破了传统的时间和地域限制，更有利于博物馆文化的传播。同时其在产品研发和宣传空间上仍存在局限性和更多的发挥空间。其他文创产品应该以其为样本，进一步研究自身产品的研发和推广方式，实现文化推广和销售盈利的双赢局面。

连续两年被 designboom 评为"全球十大必看"的艺术展，火到国内了。它由当下最炙手可热的日本艺术团体 TeamLab 打造。2018 年，TeamLab 在北京大热后，今年沉浸式娱乐展览迎来了一波爆发，吸引了众多明星前来打卡。目前来体验沉浸式展览的游客，大多是冲着场景的高颜值而非体验。TeamLab 的展览颜值爆表是无可非议的，展览效果主要以光为主要媒介的技术手法实现。将声音、光线、影像等元素不突兀地融入到一个个数字化的梦境中。

用爆款思维塑造 IP

用爆款思维塑造 IP

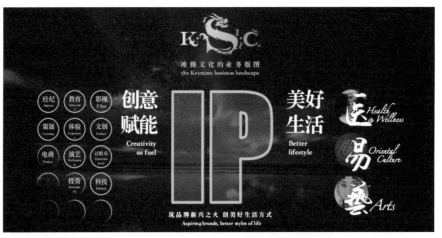

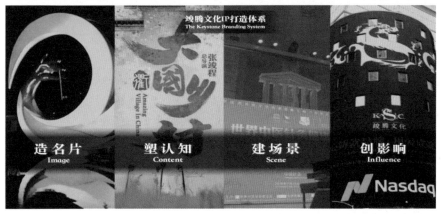

- 以视觉美学为品牌赋能，升级品牌视觉艺术系统，打造品牌新名片。
- 为品牌 IP 构建"沉浸式"的线下体验世界，将品牌认知化为真实体验。
- 用故事为品牌树立认知，以视听语言赋予品牌人文温度。
- 整合国内与国外新媒体、主流媒体、官方媒体、知名地标和明星 KOL，为品牌提供全方位的多元传播矩阵。

第二节 // 浙江衢江针灸非遗大健康 IP

康养衢江

衢江区地处浙江省西部，钱塘江上游，迄今已有 1800 多年建县史，因穿境而过的衢江而名，此外境内还有乌溪江、铜山溪等重点流域，村在

《针圣故里》海报

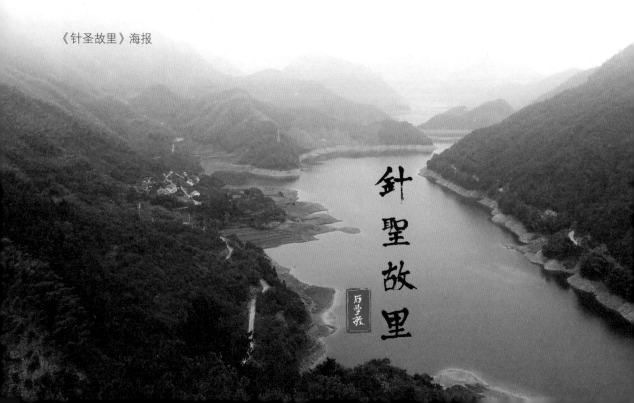

山中，城在水中，路在林中，居在绿中，人在景中，这是一座因水而名、因水而兴、因水而美的城市。

因为这汪水，造就了衢江优质的生态资源，其所辖范围内的乌溪江水质极佳，经瑞士SGS通标标准技术服务有限公司检测，28项基本指标均优于国家一类水标准，也大大优于美国环境EPA指标，同时当地极度重视食品安全问题，是G20峰会农产品特供源地。

也因为这汪水，孕育了衢江厚重的人文底蕴。南孔圣地以此为家，无数先贤智慧诞生于此，并在这里发扬光大。一代针灸大师杨继洲就生于六都杨村，一生潜心攻医，编著了我国首部《针灸大成》10卷，名扬朝野。

衢江找准特色，以针灸为魂，布局发展大健康产业，统筹推动针灸康养、运动康养、田园康养、森林康养四个板块，打造中国（衢江）中医针灸传承创新试验区。

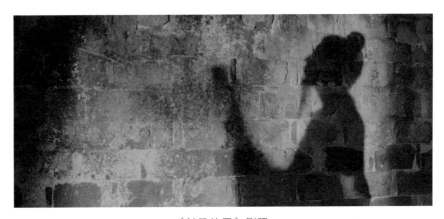

《针圣故里》剧照

创新——新生代的敏锐视角

2016年10月，《衢州日报》用整整一个版面，介绍了衢州知名青年才俊，中国新生代影视制作领军人物——张竣程先生。

张竣程是地道的衢州人，那时的他凭借《美人邦》《狙击时刻》《男人不可以穷》三部优秀影片，包揽欧洲万像电影节最佳男主角、最佳青年男演员、最佳女配角、最佳中小成本影片等重量级奖项。由于致力于推动中国电影产业与西方电影产业融合，促进了华语电影在最大程度上与国际接轨，对影视行业贡献巨大，受组委会隆重邀请担任下一届欧洲万像电影节执行主席。

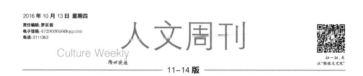

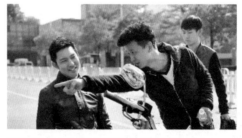

《衢州日报》整版刊登了张竣程的专访

光环之下的张竣程，心心念念的仍然是拥有 1800 多年历史的家乡，这个 22 岁登上北大百年讲坛、28 岁出任北京电影学院深圳研究院副院长、

29 岁执掌竣腾文化集团的青年才俊，对家乡始终怀有浓厚的情怀。

凭借多年敏锐的市场观察力，张竣程顺应新媒体、新经济形势，继承影视传统制作力量，积极布局新型商业，成立竣腾文化产业集团。旗下包括以影视制作投资为主的竣腾影业；以打造互联网明星为主要目标，将网红与影视明星相结合的网红学院；以及与国际各个研究机构共同发起的中国网红经济研究中心，相继成立。

张竣程认为不管是互联网还是物联网时代，人永远是一切的核心，为了响应习主席"让每一个人都有出彩的机会"，这位年轻的领袖将网红学院的目标，定位为让每一个人都成为互联网时代的明星。

张竣程由于突破传统影视的局限，在新经济领域的突出贡献，相继受邀在微博经济高峰论坛、国泰君安高峰论坛上作为主讲嘉宾，针对互联网背景下的网红经济与影视新形势进行演讲。这是中国当代两大最高级别的经济论坛，汇集了当今政治、经济、文化主流代表人物，以专业、前沿的视角引领中国经济的未来发展为趋势，登上这一舞台，标志着张竣程先生已经成为影视经济新一代的领军人物。

当时正在中央党校轮训的衢江区委主要领导闻讯后，当即带领政府多个部门领导一行二十多人，专程来到网红学院考察指导。

两个团队迅速就新经济形势与城市形象建设进行深入探讨，并在以针灸为引领的区域城市打造理念上，形成了高度的意见统一。

不久，由张竣程带领的竣腾文化核心团队，踏上了寻找"杨继洲"的道路。

调研——衢江定位杨继洲（人的传播）

该阶段传播的"人"（即"传什么"，人是竣腾文化所有传播策略的核心）分为古代与现代，古代是针圣杨继洲，现代是今日衢江的人；传播平台（即"在哪里传"）是微博、微信、一直播等新媒体平台；载体（即"用什么传"）则是创意网络直播秀《女神带你游衢江》。第一阶段的传播使"衢江"与"针圣故里"的认知在第一时间内迅速铺开，迅速抢占了认知高地。

在进行了深度的调研后，竣腾文化确立了深度挖掘"针圣杨继洲"的策略。

药有李时珍，针有杨继洲。明代最伟大的针灸名医杨继洲，名济时，浙江三衢（今衢州市衢江区廿里镇六都杨村）人，主要作品《针灸大成》，被誉为世界针灸的旷世巨著。

据考证，杨继洲家学渊源，杨氏数代业医，大都曾任职于太医院，声望极高。杨继洲在家传《针灸玄机秘要》等典籍基础上，结合个人临床实践经验，全面总结明以前针灸学成就，撰成《针灸大成》一书，成为我国针灸学承前启后的经典著作。该书列入《四库全书》存目，被国内外医界尊为针灸经典，至今仍是针灸学界流传最广、影响最大的著作之一。同时，他研究铸造铜人像，详细刻画穴位，并绘图立论，便于钻研。正是这些开创性的成就，奠定了杨继洲医学史上"针圣"的地位。

探索——寻找杨继洲，寻找《针灸大成》

为了还原"针圣"的思想，张竣程带领团队，制订了两个主要的研究方向：一是收集杨继洲的事迹，二是寻找《针灸大成》与"杨继洲针灸"的保存与流传。

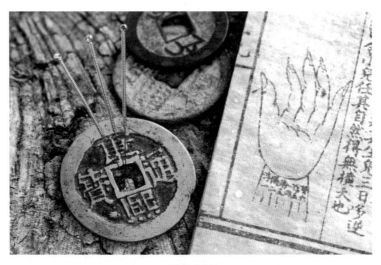

针灸古籍

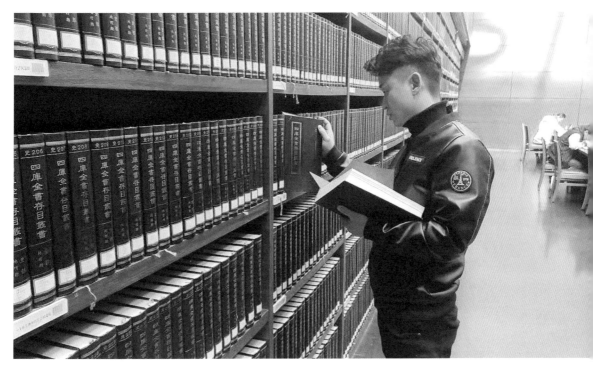

竣腾团队在认真查阅相关古籍

关于杨继洲事迹，竣腾文化团队采购并查阅了大量的老图书资料，包括由朱德同志题词、董必武和张磐石同志作序的1955年版《新针灸学》等，在人民卫生出版社1956年版《中国医籍考》（由丹波元胤撰于1819年）卷二十二"明堂经脉"中查到："三衢杨子继洲幼业举子……祖父官太医。授有真秘。篆修集验医方进呈"，原来杨继洲的祖父曾是一名太医！那么北京的太医院中是否有相应资料可查？可惜，当竣腾文化团队沿着地图导航找到位于北京市中心的太医院旧址时，却发现它早已成为住宅区。

关于《针灸大成》，衢江区政府和中医院内存有几本古籍，竣腾文化团队根据学术论文，查阅到该书最古老的印刻版本是明万历二十九年（1601年）赵文炳刻本（当时该书的名字叫

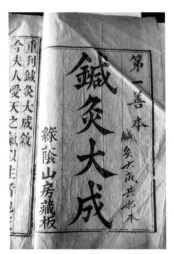

清康熙时期李月桂重刻本的绿阴山房藏板（即刻有《针灸大成》四字封面的版本），藏于国家图书馆古籍馆

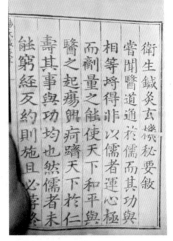

明万历二十九年（1601年）赵文炳刻本（当时该书名为《卫生针灸玄机秘要》），藏于中科院文献与情报中心，以"金镶银"方法保存的最古老的印刻版本

《卫生针灸玄机秘要》）。

为了找到这本书，竣腾文化团队的脚步遍及了与古籍有关的所有角落，终于在北京文津街的古籍馆，找到了清康熙时期李月桂重刻本的绿阴山房藏板（即刻有《针灸大成》四字封面的版本），并最终在国家图书馆中查阅到了最古老的版本——明万历二十九年赵文炳刻本《针灸大成》的踪迹。竣腾文化团队直奔中科院文献与情报中心，向工作人员说明来由。工作人员被几位年轻人的信念所感动，同意将刻本拿了出来。捧着以"金镶银"方法精心保存的《卫生针灸玄机秘要》，团队感受到了强烈的使命感。这张珍贵的照片，震撼了针灸领域的无数专家、教授和领导。

凭着这份执着的信念和对文化的精益求精，竣腾文化坚定了文化传播的理念，让 IP 有文化。

第四章

健康 IP 的文化打造——造名片

第一节 // 起点——升级 IP 的视觉艺术语言，让品牌会说话

IP 的视觉艺术语言，其实并不难理解，如果说品牌定位是定位品牌的气质，那么视觉定位决定了气质的表现形式，也就是我们所说的调性，IP 的视觉，就是通过图形、色彩、图案，讲述品牌故事，传递品牌的文化内涵、使命、精神和层次。

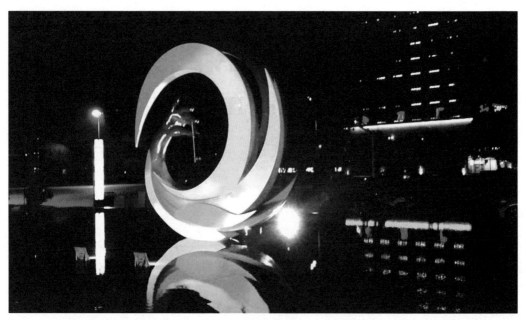

竣腾文化携手 2008 年奥运会会徽原创设计师郭春宁老师共同设计的会徽"有凤来仪"，
首次亮相在世界针灸康养大会上

有凤来仪

品牌：世界针灸康养大会。

合作单位：浙江省衢州市衢江区政府。

含义：以中国文化的百鸟之王凤凰为雏形，预示未来如凤凰飞天般壮丽，凤凰的六组元素承载"六合"观念，泛指天地宇宙，影射中医康养理念。

影响：作为由世界卫生组织发起指导的世界针灸康养大会的唯一视觉名片，两年来，迎接了全球 1000 多名中医针灸康养界的领导、专家与嘉宾莅临。

一、创作背景

为了更好地传播针灸文化与康养精神，传承先祖留下的非物质文化遗产瑰宝，用形象化的表达手法，让更多人尤其是年轻人了解针灸、认识康养。迎接首届世界针灸康养大会在"针灸圣地·康养衢江"的盛大开幕，世界针灸康养大会 LOGO 创意的设计工作被列为大会传播策略的重要工作之一。在 LOGO 创意的诞生过程中，我们肩负"为天地立心、为生民立命、为往圣继绝学、为万世开太平"的使命感与责任心，致力用最好的形象讲最美的针灸康养故事，为世界针灸康养大会打造最闪亮的名片！

二、LOGO 表现

1. 通过 LOGO 的形与意体现传统针灸的艺术特点。

2. 从 LOGO 的形象设计展现针灸非遗的文化魅力。

有凤来仪 LOGO

3. 该 LOGO 设计需具备传播力、影响力和美誉度。

4. 从 LOGO 设计到传播，以国际化的视野赢取世界认同。

三、传播方案

2016 年，我们让世界看到了衢江！（《针圣故里》影片）

2017 年，我们让衢江影响世界！从影像篇、传承篇到形象篇，我们用一部《针灸圣地》计衢江影响世界，用一场"杨继洲杯"针心英雄全球针灸减肥大赛让针灸康养观念后继有人。现在，用世界针灸康养大会的 LOGO，我们要为康养大会打造最美的名片！

四、内容定位

由中国针灸学会、浙江省衢州市衢江区人民政府主办的首届"世界针灸康养大会"于 2017 年 12 月在浙江衢江举办。首届"世界针灸康养大会"将以习近平总书记强调的"天人合一，道法自然"为理念，以康养衢江为核心，以针灸作为支撑，围绕气养、水养、食养、药养、心养领域组织相关会议活动，努力打造成文化传播、商务洽谈、人才引进与交流一体化的国际性大会。

五、创意来源

作为一把向世界展现衢江独特魅力的钥匙，我们的设计出发点基于衢江本身是孕育出别具特色的三衢文化的发源地，着力于其"独特"与"韵味"二字，通过自然景观（九华山）和人文景观（南孔文化）来表现衢江不同角度的篇章，以"凤非梧桐不栖"和"有朋自远方来"典故来阐述衢江独特的魅力（解释九华山和南孔文化形成的关系）。

世界针灸康养大会会标以中国文化中百鸟之王凤凰为雏形，在体现鲜明中国文化韵味的同时也预示着衢江的未来如凤凰飞天，翔舞九天之壮丽，传达了携手相聚衢江，好客衢江的理念。凤凰的躯体由六组元素构成，承载着中国哲学观念——六合，六合常用于指上下和四方，泛指天地或宇宙，象征着优良的外部生态环境与内部五行和谐。凤凰整体为团凤造型，寓意循环、中和、生生之德，与中医养生理念相契合。凤头为手持

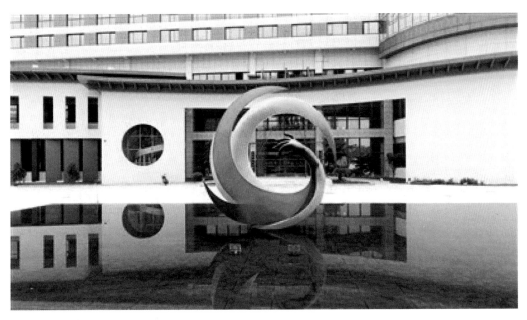

"有凤来仪"伫立在杨继洲针灸医院前

金针的造型，体现针灸，寓意衢江将在以针灸为首的康养概念引领下繁荣发展。凤头代表针养，构成凤凰躯干的五片卷草分别代表气养、水养、食养、药养、心养，寓意康养衢江。

六、设计主调

标志以黄色、绿色、蓝色三种渐变色彩为基调，分别象征着衢江令人陶醉的自然风光，多彩衢江的美丽，深邃的传统文化及气息。黄色象征衢江的热情和好客，绿色则代表自然、健康的生命力，蓝色表达了开放、多元化。多种色彩作为载体深度融合，运用半抽象形象的造型手法，将团凤设计成向外运动旋转，表达了针灸调和生生不息的动力。整体包含了以"针灸圣地·康养衢江"为本，向上发展的精神。

标志整体端庄大气，充满人文关怀和艺术气质，渐变叠印的表现手法具有科技与时尚气息，具有较强的视觉冲击力。团凤与卷草和针灸的巧妙融合令人印象深刻。整体既有外在的时尚气质，又具备了内在的东方文化脉络，东方神韵与现代科学、艺术相结合，充分体现了针灸元素、世界表达的设计精神。

金针凤玺

品牌：世界中医针灸健康艺术节。

合作单位：世界针灸学会联合会等。

含义：由三只口衔金针的凤凰和一个
中华印玺组成，象征金针济世，天降祥瑞
的美好愿望，亮丽的渐变色更增添了现
代感。

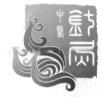

世界中医针灸健康艺术节
World TCM Acupuncture-Moxibustion Health & Art Festival

金针凤玺 LOGO

影响：2018 世界中医针灸健康艺术节上，"金针凤玺"亮相联合国教
科文组织总部和剑桥大学，在"中医针灸"被列入"人类非物质文化遗产
代表作名录" 8 周年之际，作为送给中医针灸的独特礼物。

一、整体诠释

"世界中医针灸健康艺术节" LOGO 由三只口衔金针的凤凰和一个中华
印玺组成。

LOGO 风格现代动感十足，而因"凤"和"玺"的理念积淀，增添了
许多文化传承与使命感。传统元素的全新演绎给受众带来诚信、权威、值
得信赖的感受，象征着"世界中医针灸健康艺术节"品牌"信于天下"的
美好寓意。

LOGO 整体象征：彩凤献瑞，金针济世，中华医学，正脉源流。

二、局部诠释

1. 中华印玺

LOGO 整体以印玺为主要造型。其设计灵感来源于中国传统文化——
玉玺象征着权威，表达了针灸在传统中医中的领导地位。玺为帝王所用之
印，代表庄重、权威、正信，寓意中医针灸为世界传统医学正脉源流，其
地位崇高。

2. 小篆"中医"

印玺上的"中医"二字为小篆，小篆是秦始皇大一统时所使用的文字字体，之后通行全国。小篆字体的使用，表达了中医"和"的理念，也象征着世界中医同宗同源，一脉相承。

3. 金文"针灸"

印玺上的"针灸"二字为金文。金文是铸刻在殷周青铜器上的铭文，也叫钟鼎文。青铜器是古代礼器的最高象征，其设计理念既表达了"针灸"的传统地位，也说明针灸技法历史悠久。金文字体的使用，象征着针灸疗法的悠久历史，以及疗效如钟鼎之重，真实不虚，疗效显著。同时，"金文"刻于青铜器上，与针灸的针之金属属性相同。

4. 三凤献瑞

三在中国传统文化中代表阳数，同时象征"天地人"三才；

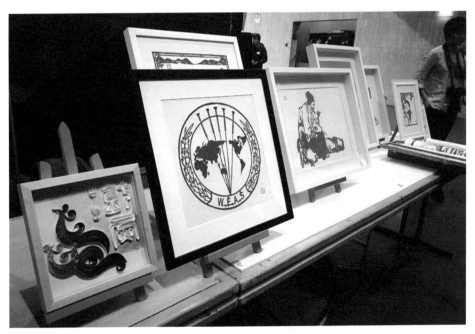

2018 世界中医针灸健康艺术节上展示的"金针凤玺"衍纸作品

凤凰代表阴性。

三只凤凰寓意着阴阳和合，也代表"天地人"的和谐，象征着中医针灸理念"阴与阳和合，天地人和谐"！

整体凤凰形象，取自青铜礼器凤凰的原型，通过现代化的艺术变形，将"艾叶"造型抽象化为凤身、凤尾。

一只凤凰口衔金针回首望向"针灸"二字，象征对传统针灸事业的继承。

两只凤凰口衔金针昂首高飞，象征着新时代下对针灸事业的发扬。

三凤口衔金针，象征着金针济世，天降祥瑞的美好愿望。

美丽的凤凰也是健康与艺术的象征，寓意了中医针灸不忘初心，为人民带来健康与快乐的理念。

三、LOGO 色彩

整体 LOGO 采用了亮丽的渐变色，使整体标志更加具有现代感。

红、黄、蓝、绿四种颜色的使用各有寓意：

红色代表中国传统文化，以及热烈奔放的向上活力。

黄色代表沉稳丰盈的饱和感，也是象征着针灸发源于炎黄时代的中国。

蓝色代表了博爱的医学精神和自由的艺术情怀。

绿色代表了健康与运动，是生机勃勃的象征。

整体 LOGO 色彩代表了传统文化的端庄与现代健康艺术的青春与活力，年轻态的基调呈现出了在全球大健康的新时代浪潮中，传统医学和康养之道焕发出的勃勃生机，健康艺术节将通过鲜活而充满着朝气的多元艺术方式的推广，必将把传统中医针灸文化和大健康理念发扬光大，赋予新的生命力！

皇甫谧文化节

合作单位：甘肃省平凉市灵台县政府。

含义：整体设计以官方皇甫谧形象为灵感，用庄重且具有中国特色的善红色为主色。图案上半圆为金针造型，下半圆为艾草形状，表达针灸概念，图案中心为商周大鼎，体现了灵台商周文化源远流长的厚重积淀。下方"中国灵台"四个篆书体现了灵台历史文化的悠久感。

影响：该 LOGO 为"针灸鼻祖"皇甫谧的故乡灵台量身定制，大力助力了当地弘扬皇甫谧针灸养生与文化产业，助力当地脱贫攻坚事业。

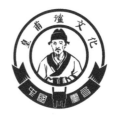

皇甫谧文化节 LOGO

针心英雄

中国首个大型非遗真人秀式减肥活动——针心英雄·全球针灸减肥大赛，该活动由针圣杨继洲故乡所在地，浙江省衢州市衢江区人民政府，携手中国针灸学会针灸临床分会、中国针灸学会减肥与美容专业委员会以及红人影视泛娱乐领导品牌竣腾文化和网红学院联合鼎力打造！

通过针刺、艾灸、拔罐、埋线等中医外疗环节，让你们体验针灸减肥的神奇之处与养颜美容的功效。

设计理念：整体设计以中国传统文化书法和举办地——衢江的山水为灵感。运用庄重行楷为骨架，以情抒情，通过对作品的起承、缓急、高低、脉络的整体节奏的把握，形成笔画粗细对比鲜明，体现了衢江文化源远流长的厚重积淀。

红色的"针"字中贯穿金针一枚，体现

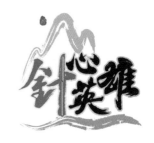

针心英雄 LOGO

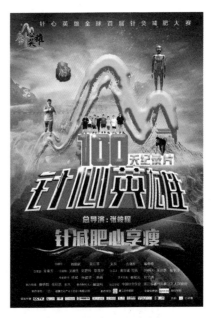

《针心英雄》纪录片海报

了中医针灸主题活动，切入主题。

整体LOGO的颜色以绿色、蓝色为主，并运用了水墨书法的黑色汉字，形成了艺术与自然完美结合，浑然一体，以此来表达"道法自然，天人合一"的理念。

第二节 // 深度分析视觉语言对传统品牌的影响

案例：600岁故宫，从一位严肃老人形象，变成一位高端"网红"，超级IP的形成都有哪些玩法？视觉语言都在这一传播过程中的哪些部分做了升级转化？

故宫超级 IP

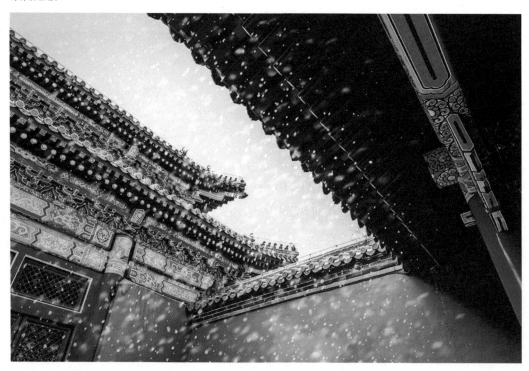

"故宫超级 IP"中的新玩法

1. 新媒体应用：微信、微博、每日故宫为代表的 APP、网上展览；故宫初雪、红月亮组图（日点击量千万级）；故宫社群。

2. 新技术应用：互联网技术、数字技术——网上全景故宫；数字博物馆；虚拟现实 –VR 影院；文化 – 科技无界体验展。

3. 新玩法应用：话剧、纪录片《我在故宫修文物》、综艺节目《国家宝藏》等。

4. 沉浸式文化互动展——清明上河图、紫禁城里过大年。

5. 产品新开发：故宫文创——经济价值的转化，一年超 15 亿。

"故宫超级 IP"形成之路中的视觉语言升级

故宫一直以来的形象是庄重的、肃穆的，代表着中国古代艺术文化的顶峰。然而这位严肃的老人变身"网红"之后，不仅连雍正帝都可以比着剪刀手卖萌了，各种传统文化元素和符号被设计做成了身边的日用品，这种视觉上的升级与文创产品的结合并不是把"故宫 IP 文化"玩坏了，反而让"故宫"走进了所有人的心里。

虽然，一开始故宫博物院走得是十分严谨正派的高冷路线，但是事实上这个定位并不成功。故宫顶着一个"超级文化大 IP"的帽子设计出来的周边产品却又老又旧，不管是线上还是线下，消费者对此既不感兴趣也不买账，为此，故宫博物院也曾低迷。

而转变思路之后的故宫，首先是将"故宫商店"到"故宫文化创意馆"，小小名称的改变便已经将如今故宫的"调性"敲定了下来，这不仅是一个名称的变化，而且体现出来的还是故宫在营销自己文化 IP 思路上的一个转变。故宫舍弃了原本高冷严谨的形象，从视觉语言入手，将其文化元素最大限度地体现在创意产品上。

从台北故宫的"朕知道了"创意纸胶带、翠玉白菜伞，到北京故宫的朝珠耳机、雍正皇帝 PS 版耍宝卖萌，再到 VR 版的《清宫美人图》，这些又萌又潮的视觉设计和创意产品正在将"故宫"IP深入人心。

故宫文化、历史传承、文物保护等多种故宫承载的内涵与责任，通过新的形象、新的形式，充分利用当今的科技、环境等优势，顺应新时代传播需求，将古老品牌焕发生命力。

第五章

健康IP的内容赋能——塑认知

第一节 // 视听语言创新造梦空间

用艺术宣传片讲品牌故事，诠释全新品牌话语体系，为 IP 打造场景蓄力、赋能。

2016 年：《针圣故里》，让世界看到衢江

艺术解读：一针解百病，一江千古流。

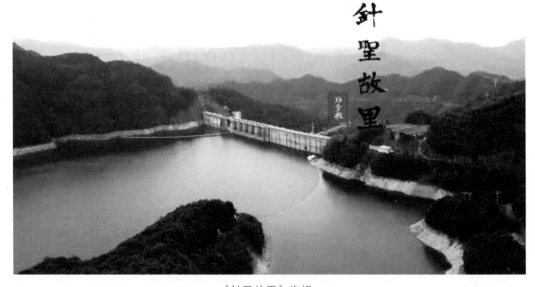

《针圣故里》海报

本片是由浙江省衢州市衢江区政府联手竣腾文化共同打造的国家级非物质文化"杨继洲针灸"宣传片——《针圣故里》。

这次的拍摄与合作，开创了国内首个集非物质文化遗产、政府、网红产业、影视产业于一体的全新跨界合作项目。在健康产业与非遗文化传承

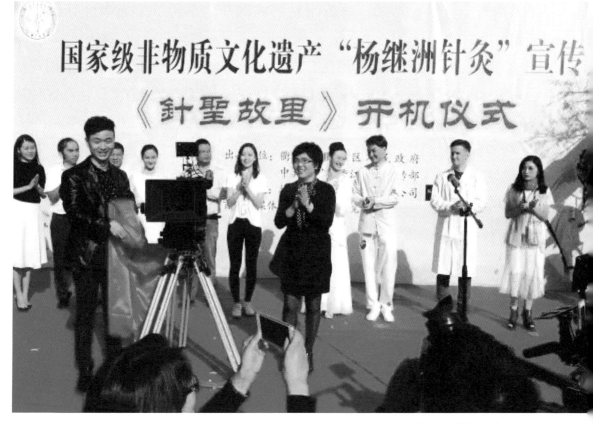

《针圣故里》开机仪式

等诸多领域是一次大胆的异业结合的新尝试。

作为本次拍摄地点的衢江，历史文化底蕴悠久！

这里不仅是针灸大师杨继洲的故里，更是一座具有 1800 多年历史的江南文化名城，是浙、闽、赣、皖四省边际交通枢纽和物资集散地，素有"四省通衢、五路总头"之称，近年来更是凭借着优秀的生态环境和配套资源，发展成为全国著名的休闲健康养生基地。

与此同时，以此片向世界针灸联合会执委会申报"世界针灸康养大会永久性会址"落地衢江。

影片《针圣故里》以一根金针作为故事起点，用"针圣杨继洲""故里衢江水""康养中国梦"三个篇章，向人们讲述着这位衢江大医凭借家学根基和针灸造诣，磨炼出精湛的医技，也留下了无数金针度人的故事。

这部集结了顶级制作团队、网红直播和航拍、VR拍摄团队、启用《功夫熊猫》国际配音、在东京亮相即获好评的国家级非物质文化遗产宣传片《针圣故里》，助力衢江一举拿下"世界针灸康养大会永久性会址"。

为了配合衢江当地传播，竣腾文化同步策划了旅游直播节目：女神带你游衢江，在一直播平台上线当日两场直播就引来了百万关注。作为本次宣传片制作团队之一，我们集结了旗下来自北电、中戏、中传、北大、北舞、军艺的艺人们，大家带领网友们通过线上饱览了衢江的青山秀水、风土人情。

《针圣故里》海报

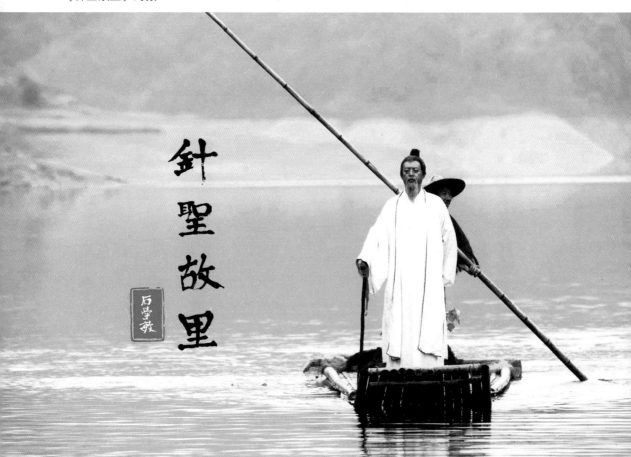

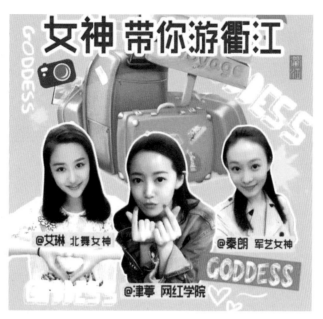

《女神带你游衢江》海报

附:《针圣故里》文学剧本

世界的东方,璀璨的文明可用卷帙浩繁的文本记述,也可用一根金针表达。

在中国传统文化中,水是智慧与生命的载体。

因水而兴的浙江,自古便是经济与文明兴盛之地。

这里有一座以衢州母亲河命名的城区——衢江。

南孔家庙以此为家,儒学在此发扬光大。

16 世纪的明朝,三衢的六都杨村,出现了针圣杨继洲。

这位衢江大医凭借家学根基和针灸造诣,

磨炼出精湛的医技,留下了无数金针度人的故事。

穿越 400 多年的时空隧道,可以想象已成当世名医的杨继洲,

思索的后世之事,是要让针灸像衢江之水永不竭息惠及万代,

石学敏院士:提到中国中医针灸,就不得不提衢江"杨继洲的针灸",其著作《针灸大成》的历史地位可与《伤寒杂病论》相比肩,是中国针灸实践的集大成者。

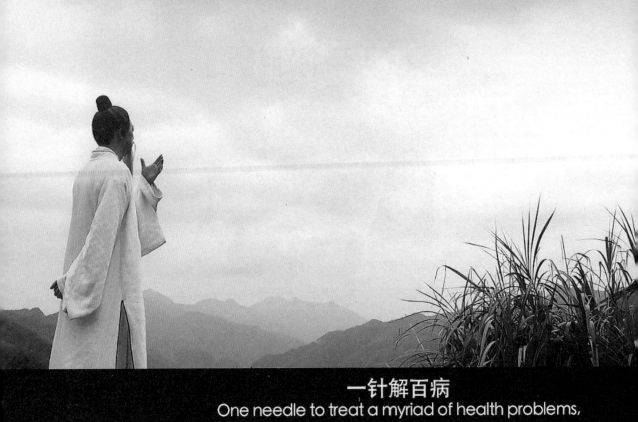

一针解百病
One needle to treat a myriad of health problems,

《针圣故里》剧照

　　刘保延主席：在国际化的今天，中医针灸已经成为世界的针灸，惠及到了全人类，作为杨继洲故里的衢江，将成为新的起点，随着"一带一路"，让《针灸大成》传承的针灸文化弘扬世界。

　　《针灸大成》诞生后的几百年间，被译成 7 种文字，

76 种版本，已经普及到世界上 183 个国家和地区。

杨继洲追寻的道，是理顺生命的状态，让人祛除病痛自在安然。

他的理念已在衢江继承发扬，

衢江凭借优质的水将健康养生融于万物，

形成了水养、气养、食养、药养、心养的"五养文化"，

成为人们追寻的康养之地。

一针解百病，一江千古流。

杨继洲和《针灸大成》的传奇还在世界范围内延续，

康养大道也将随着衢江之水，奔腾不息，开启新的篇章。

片尾字幕：

衢江六都杨村，杨继洲故居。

杨继洲倾尽一生，编著《针灸大成》，针灸因他而盛，从衢江传遍世界。

扫码观看《针圣故里》视频

2017 年：《针灸圣地》，让衢江影响世界

艺术解读：世界针灸承衢江，一术通衢利万民。

首届世界针灸康养大会开幕，"有凤来仪"LOGO 欢迎全球嘉宾莅临，《针灸圣地》首映，"针心英雄"全球首届针灸减肥大赛迎来总决赛，衢江

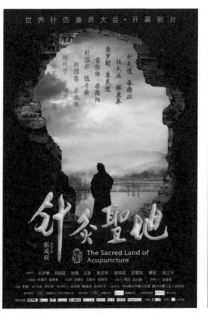
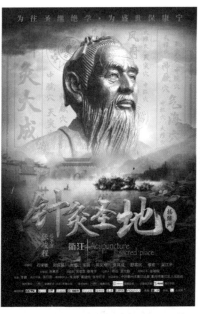

《针灸圣地》海报

"聚力一根针，打造康养城"蓝图逐渐落地，努力打造针灸圣地的城市 IP，宣传与推广中医针灸文化的博大精深。

竣腾文化，聚集多方力量，再次全方位升级共同打造非遗艺术宣传片——《针灸圣地》，面向全世界递交了"针灸圣地"的历史性崭新名片。

2017 年，由竣腾文化倾力打造的非遗艺术宣传片《针灸圣地》，将全方位宣传中国传统非遗针灸文化，还将跨越"一带一路"，跨越一年四季，时空双线升级，并将打造超过 30 多个场景内容。

回首杨继洲针灸的辉煌成果，立足健康产业落地衢江，展望康养事业未来，一展杨继洲针灸与康养衢江的世界影响。

作为针圣杨继洲的故里，衢江这座拥有 1800 多年历史的江南文化名城一直与针灸文化有着不解之缘。

作为《针圣故里》的姊妹篇，《针灸圣地》影片在筹备和拍摄过程中，便得到了衢江当地政府、有关部门的高度重视，宣传和卫计系统大力支持，以及世界针灸学会联合会、中国针灸学会的全力协助，并先后向人类非物质文化遗产针灸传承人张缙教授、世界针灸学会联合会主席刘保延、中国工程院院士石学敏的专程指导和拍摄。

影片集合了衢江特色的地方剧种作为画外音，同期配以专程为衢江编写的儿童版针灸圣地三字经，以电影化的表现手法展现针灸圣地的医术养人、圣地养心的视听理念，再现还原针灸圣地衢江百姓健康、幸福的美好

世界针灸康养大会开幕影片《针灸圣地》

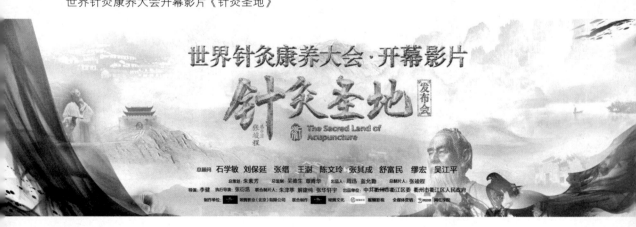

生活！

竻腾文化推出本片，符合"坚持人与自然和谐共生、建设生态文明是中华民族永续发展的大计"，同时，也是"健康中国 2030"大战略具体传播方式的实施。

杨继洲在《针灸大成》中说："吾之心正则天地之心亦正矣，吾之气顺则天地之气亦顺矣！"

影片恢宏浩大的气势，完美诠释了：实现美丽中国与伟大中国梦的这一壮举。

附：《针灸圣地》文学剧本

片头字幕：

针灸道，承衢江，杨氏法，保康养，查岁时，尊天道，

5000 年华夏文明，古人探寻调养摄生之法，以求仁寿天下，

明代御医杨继洲，以针灸为路求索康养之道，

毕生精研之术在其故土衢江落地生根，惠及后世。

在人民追逐美好生活的今天，只有全民健康才能全面小康，

作为针圣故里的衢江，担负着传承大道的使命。

针御病而康，入佳境而养。衢江以针灸为魂，

汇世间之净聚为大美，取万物之气，治愈身心。

对医而言，衢江切中了传承之要穴；

对国而言，衢江正成为康养之福地。

针灸圣地—衢江，正用针灸产业铺设通往全民健康的路径，

发展针灸康养，运动康养，田园康养，森林康养，

用凝聚先贤圣术的银针，连通东方与西方，文化与科技，自然与生命。

践行大道，传承永续。

世界针灸承衢江，一术通衢利万民。

这座承载针圣衣钵的城市，用针灸打造世界人民健康的中国

方案。

用东方智慧，疏通全球经络，通精气而强体魄，

通心灵而振精神，通天地而乐见未来。

扫码观看《针灸圣地》视频

2018 年:《大国乡村》，建立"浙江大花园"范例

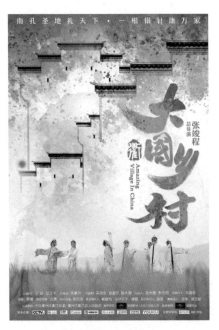

《大国乡村》海报

艺术解读：南孔圣地礼天下，一根银针康万家。

《大国乡村》是由浙江省衢州市衢江区政府联合竣腾文化联手打造的衢州乡村振兴主题宣传片，旨在展现衢江在响应乡村振兴战略、衢江山海协作发展过程中，打造集针灸、农业、乡村旅游等元素于一体的美丽之城、康养之城。

本片从万亩良田改造出发，介绍了从因地制宜的土地康养，到农业改造和村落梳理，形成一条可复制的具有中国特色的乡村振兴之路。

衢江的发展离不开针灸，离不开放心农业，衢江的乡村振兴也将在未来有更多的新项目，通过加强自身改革，打造集针灸、农业、乡村旅游等元素于一体的康养之城。

就像大国乡村所展示的"南孔圣地礼天下，一根银针康万家"。

相对于针灸主题的宣传片，《大国乡村》更聚焦于衢江山海协作乡村振兴的呈现，并从艺术、视觉和表现手法上进行升级，去展望衢江的发展和未来。

《大国乡村》是竣腾文化和衢江区政府继针灸题材之后合作的又一全新题材，我们从专注于衢江区"人物"的打造，到聚焦与衢江山海协作乡村振兴的呈现，从艺术、视觉和表现手法上都进行了升级。

如果《针圣故里》是过去和传统，那《大国乡村》就是展望衢江的发展和未来。

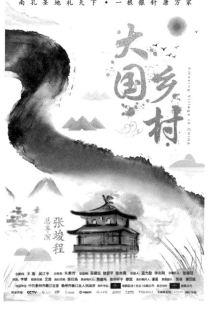

《大国乡村》海报

本片是竣腾文化对于城市 IP 深度打造又一个成功的案例，从针灸康养，到乡村振兴，一次次助力当地政府通过艺术化传播方式，实现产业落地，政策实施，造福于民的最终目的。

附:《大国乡村》文学剧本

南宋时期，孔子第 48 代嫡长孙孔端友，一"行"人来到衢州，两眼看到一处"佳"地，便留了下来。从此，"衢"字又增添了一份美好寓意——此处是佳地，有佳人，能成就佳业。

800 多年后的今天，这片充满使命感的沃土，正孕育中国乡村的新生。

农民同期声："吉时到，放水！"

老农民访谈："那一片从前都是荒山野地，现在看起来都是绿油油的，这些是做梦都想不到的。"

衢江之水千年不息，润泽出世界上最好的生态环境。

田地是中国人的命脉，也是世界农业发展的根本，在衢江区的富里，一场针对土壤的革命开启了，通过合理的整治与元素配比，让废土转为生机，荒山变为良田。

田埂的新绿吸引了越来越多年轻人返乡创业，凭借脚下广阔而肥沃的土地发展放心农业，利用科技和网络，让自然馈赠的礼物，从田间送往世界各地的餐桌。

农场主："在这里的获得感是和都市上班完全不一样的，我认为农业可以成就事业。在 G20 峰会上，各国领导人尝到了来自中国的健康味道，我们很骄傲。"

世界越快，心就越需要慢下来。依托衢江优质的自然和文化资源，许多乡贤回归衢江，投资发展康养产业，在这个疾速前进的世界中，为人们创造身心栖息之地，让归田园居，不再是消极的隐世，而是积极的生活。

王澍访谈：衢江给我留下最深刻的印象应该是它的山水，那种生态环境，中国几千年农业文明里头那种非常自然状态的生活，非常真实的仍然存在在这里。因为我们在衢江做了很多的工作，尽可能地把现代的做法和真正的当地传统，有机地结合在一起。衢江我觉得就是它的有机农业、生态农业这块做得特别好，乡村建设很重要的是需要内容的支撑，它是有内容的。把乡村建设好，就是对城市发展的最大的贡献、最大的支持。

学生朗诵：学而时习之，不亦说乎？有朋自远方来，不亦乐乎？

振兴的乡村让耕耘的农人变成生活的主人，今天，衢江人正在以独特的方式对话过去，祈福未来。

板龙传承人：板龙是这里的魂，过

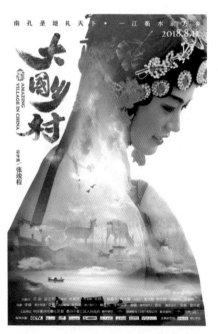

《大国乡村》海报

去人们都去城里打工，多年没有人舞龙了，现在生活富裕了，人们都回来了，承载全村人心愿的板龙又舞起来了。

南孔圣地礼天下，一根银针康万家。

片尾字幕：大国乡村

扫码观看《大国乡村》视频

《针艾世界》歌曲的创作和推广

形式：歌曲创作和 MV 制作。

特点：视听结合的传播方式。

成绩：

● 成功登陆 QQ 音乐、网易云音乐、虾米音乐等十大音乐平台。

● 音乐中国、第一音乐人、中国好音乐等 40 余家音乐视听网站同步上线。

● 歌曲同步登陆抖音、微视 APP。

● 上线全民 K 歌、唱吧、天籁 K 歌等线上 K 歌平台。

● 覆盖全国上百家线下 KTV 门店，北京包括开心果、歌友汇、王子 KTV 等几十家品牌。

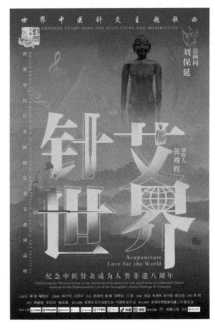

《针艾世界》海报

● 歌曲一经发布，同时登陆了环球娱乐、搜狐娱乐、美国 NBC、CBS、ABC 等百余家国内外新闻媒体。

为庆祝中医针灸被联合国列入非物质文化遗产八周年，2018 年 11 月

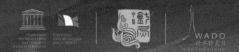

中华优秀传统文化传承发展工程"中华之美"海外传播计划

世界中医针灸健康艺术节
WORLD TCM ACUPUNCTURE-MOXIBUSTION HEALTH & ART FESTIVAL

纪念"中医针灸"被列入"人类非物质文化遗产代表作名录"八周年

总导演 张峻程 高林(法)

Celebrating the 8th anniversary of the inscription of acupuncture and moxibution of traditional Chinese medicine
on the RepresentativeList of the Intangible Cultural Heritage of Humanity

中医针灸·健康全球
Dialogues Beetwen Socrates And Confucius

2018年11月15日 联合国教科文组织总部
November 15th, 2018 UNESCO Headquarters

主办：世界针灸学会联合会 五洲传播中心 竣腾文化集团 "世界针灸日"组织
Organised by: World Federation of Acupuncture-Moxibustion Societies (WFAS) China Intercontinental Communication Center Keystone Culture Group WADO

2018 年 11 月 15 日，世界中医针灸健康艺术节在联合国教科文组织总部盛大开幕

16 日，首部世界中医针灸主题曲《针艾世界》在 QQ 音乐、网易云音乐、酷狗音乐和酷我音乐等十大音乐平台重磅上线。

该歌曲由世界针灸学会联合会和竣腾文化联合创作发布，并特邀歌手黄阅助力参与了歌曲的演唱与录制。

值得一提的是，为庆祝中医针灸被联合国列入人类非物质文化遗产八周年，《针艾世界》同样作为"2018 世界中医针灸健康艺术节"主题曲，意在全世界范围内宣扬中医针灸文化，开创"中医 + 传播"的互联网传播新模式，并助力打造为中医针灸在世界舞台上的传播新名片。

"世界中医针灸健康艺术节"是由竣腾文化联合世界针灸学会联合会、"世界针灸日"组织和五洲传播中心共同主办，世界针灸学会联合会健康传播工作委员会承办的跨界创新品牌，通过创新，引领传统医学与大健康文化、生活艺术进行跨界合作，打造以康养为核心的健康生活方式的文化盛事。

　　本次艺术节，也验证竣腾文化将和世界针灸学会联合会一起，在"一根针"的基础上，串联起大健康产业，形成传播的规模化，致力于通过针灸传播辐射到大健康产业，撬动大健康产业。

　　而在中医针灸被联合国列入世界非遗八周年的这一伟大时刻，《针艾世界》作为艺术节活动宣传主题曲，在联合国教科文组织总部正式亮相。并为落实文化传承，推动中医针灸文化交流互鉴，做出国际性的突破贡献。

　　《针艾世界》在"世界中医针灸健康艺术节"上，作为晚会最大亮点正式亮相。

　　"世界中医针灸健康艺术节"与歌曲《针艾世界》不仅是世界针灸学会联合会和竣腾文化送给联合国中医针灸非遗板块的一份宝贵礼物，更是中医针灸传承发展对世界的发声与展示，是中医针灸文化的升级与进步，以及对民族自豪感和新一代对针灸认知的提升。

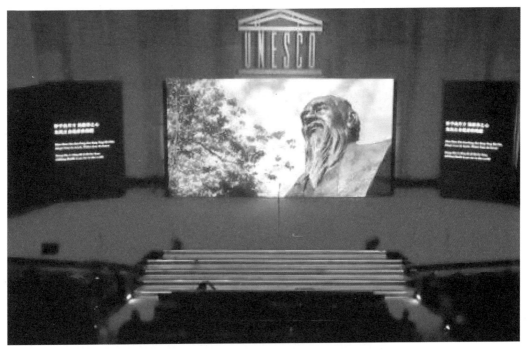

《针艾世界》在"世界中医针灸健康艺术节"上，作为晚会最大亮点正式亮相

整首歌曲旋律大起大落，以古琴与电子乐时尚元素相结合。

主歌旋律舒缓简单，副歌大气磅礴。主副歌相互配合，以新颖不同的旋律为歌词服务，传递中医针灸的内涵寓意。

歌词偏向中国风，古风韵脚不仅道出了中医针灸的前世今生，慢慢诉说关于中医文化的历史积淀。歌词中还融入了阴阳乾坤、针灸鼻祖皇甫谧、《针灸甲乙经》等中医针灸元素，以及表达了"串联中医药，和谐天地人"的中医针灸康养方针。

歌曲中，儿童朗诵的《针灸三字经》，寓意着中医针灸事业的希望与未来。《针灸三字经》利用朗朗上口的节奏，配合针灸文化的深刻内涵，亲切简单且易于接受，深入人心地传递针灸知识。

附:《针艾世界》歌词

针灸三字经

针灸道 保康养 查岁时 尊天道 穷经络 守阴阳
补泻术 值千金 针推药 并施用 跻天下 于仁寿

三皇兴古州沧桑千年
岐黄术中华苍茫万顷连
古远现砭石，九针传至今
针道源流医者仁心安

神农百草绵绵慈心永不断
伏羲制针皇甫厘穴送温暖
妙手出丹方保康养之心
生民立命是济世的源

追寻你千百年这一生不变

让你我这一刻针心永相伴

泱泱华夏孕育医魂薪火相传

神州大地唯你不变的期盼

这一世荡气回肠宇宙间

这一针艾草飘香暖人间

阴阳道气和乾坤归一元

针艾千年针道薪火相传

灵枢千金甲乙真经绎新篇

神医继洲针灸大成世代传

银针握在手悬壶济世愿

天地立心开万世平安

追寻你千百年心中无遗憾

为往圣继绝学谱写新诗篇

为天地立心谁能阻挡我们的信念

和谐天地人是中华医之魂

追寻你千百年只为这宿愿

为往圣继绝学医者仁心安

为天地立心谁能阻挡我们的信念

和谐天地人是中华医之魂

针艾世界，你我针心永相伴

Acupuncture，Love for the World

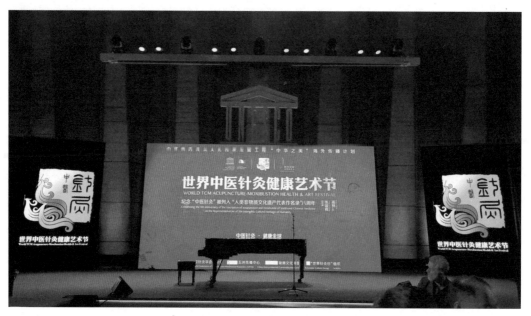

中医针灸健康艺术节现场

扫码观看《针艾世界》视频

《针心英雄》美丽针灸，健康中国

随着人民生活水平的提高，生活方式和膳食结构的改变，肥胖人口每年都呈现增长趋势，减肥成为当下人类面临的重要挑战。

为了响应"健康中国 2030"的战略规划，更好地传承和推广针灸非遗文化，推动现代化针灸的发展，促进"美丽针灸，健康中国"的设想落地，《针心英雄》全球针灸减肥大赛面向全球正式启动。

本次活动选址在"中华第一神针"杨继洲的家乡——浙江衢江。作为全球首档以针灸为引领的减肥大赛，《针心英雄》将利用新颖的传播形式和新媒体表现方式，以针灸为纲，探索健康减肥与康养生活之道，让更多

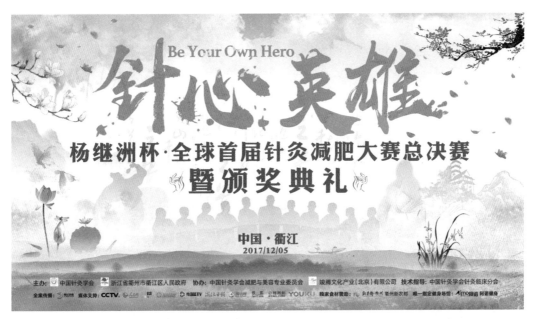

杨继洲杯全球首届针灸减肥大赛总决赛暨颁奖典礼主视觉

年轻人通过这一主题进一步了解针灸，看到针灸在互联网时代所能焕发出的全新魅力。

在《针心英雄》针灸减肥大赛的 100 天活动当中，针灸界的专家将伴随着减肥大军一同挑战极限，各位选手将会从针灸、运动、饮食、心理等诸多方面接受专业的指导。

扫码观看《针心英雄》视频

第二节 // 　中医题材影视剧带来的传播影响

回观在新媒体、影视行业的趋势以及在衢江城市 IP 塑造过程中的艺术宣传片的影响，我们需要知道为什么传统文化、非遗 IP 与新媒体、影视的碰撞能够达到爆炸性的效果。

　　首先，影视是一个很有影响力的传播载体，运用影视的有效平台传播被误解和曲解的中国传统文化是最好的手段。同时，希望守护中国文化传承的影视工作者，在近几年也为中国传统文化的传播，制作了很多优秀并经得住考验的好作品，形成正能量传播的新趋势。

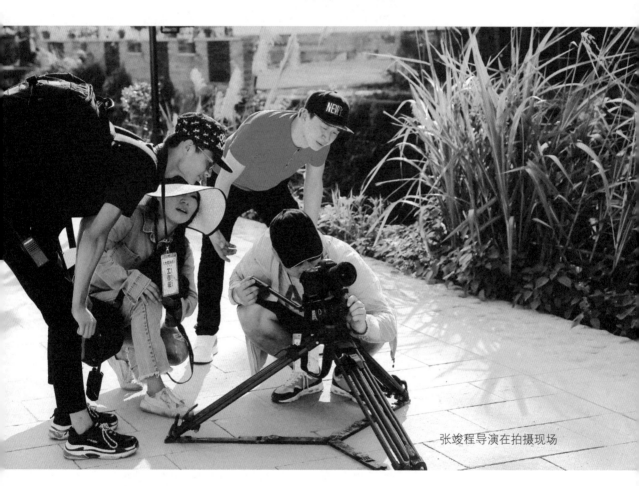

张竣程导演在拍摄现场

中医药元素的影视剧

为中医正名——《老中医》

自开播以来，该剧不仅收视率高，更是好评如潮，因为这是中医人自己的电视剧，所以《老中医》备受关注；也因为《老中医》的传播效应，老百姓对中医再一次拉近了距离。在当前的形势下，《老中医》这部电视剧的播放，而且还是在央视开播，更有其特殊的意义。

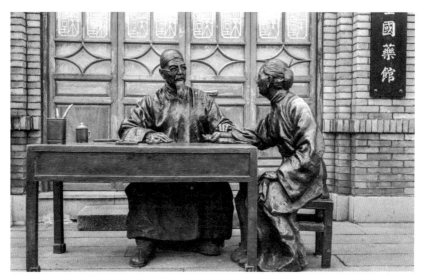

中医望闻问切

《老中医》开播掀起的热潮，引发大众对中医药的强烈关注，让"跟电视学中医"经受住考验，让正统中医畅游百姓心间，不为驱阴霾，但为送温暖，也更加助力中医人自信行走。

原型：孟河医派人物、故事；江苏常州孟河医派费、马、巢、丁四大名医。

意义：首部真正意义上以中医行业为题材的影视剧。

重点中医药元素：①汤头歌诀（概念、著作）；②十八反十九畏（剧情、科普）；③铃医；④中医药知识普及，如五行、五脏、咳嗽等——跟剧情学中医；⑤全国中医界反击"废止旧医案"（行业历史事件科普）。

美丽的中医文化——《女医明妃传》

2016 年，在东方卫视热播的古装传奇大剧《女医明妃传》获得了不错的成绩。剧中大量与医药学相关的知识也备受网友们关注，救命仙草铁皮石斛、美容养颜七白膏，以及滋补佳品东阿阿胶，不同药材的属性都被解

中医中药

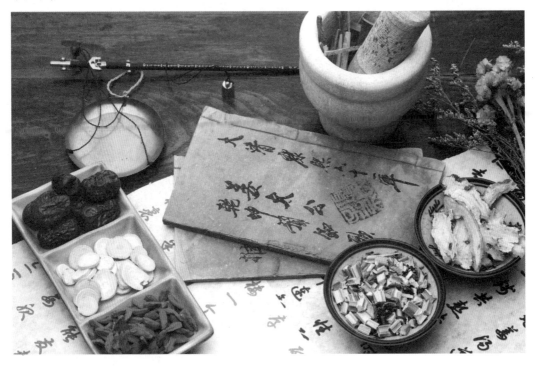

释得清晰准确，而剧中各种"重口味"医术也引发了大量网友的争议。该剧凭借优良的内容以及"高人气"的明星加入，也为中医文化赚足了眼球。

重点中医药元素：①剧情涉及具体中药，如铁皮石斛、鸡矢白、蚯蚓（中药产业、科普）。②七白散（剧情——产品开发）。③中风急救（剧情、科普）。④剧中出现经典名方，如八正散、四逆汤等（科普、观众认知）。⑤明太医院中医十三科、祝由术（概念）。

中医文化的重磅巨制——《大宅门》

40 集电视连续剧，2001 年上映，中央电视台黄金时段播出，当年收视冠军，豆瓣评分 9.3；2019 年喜马拉雅上线《大宅门》有声小说。

原型：始创于清光绪三十三年的"宏济堂"/北京同仁堂。

重点中医药元素：①十八反、十九畏中药配伍（剧情——概念、科普）。②安宫牛黄丸、乌鸡白凤丸（剧情、道具——产品）。③安国药材市

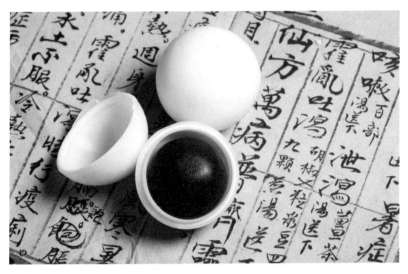

中药丸

场（历史、地方中医药产业）。④阿胶——（产品、中华老字号宏济堂与济南共建山东中医药大健康产业）。⑤主题曲——"集百草要让这世界都香"。

其他

1. 纪录片《本草中国》

十集纪录片，2016 年江苏卫视播出，豆瓣评分 8.4，收视率超过湖南卫视王牌综艺。

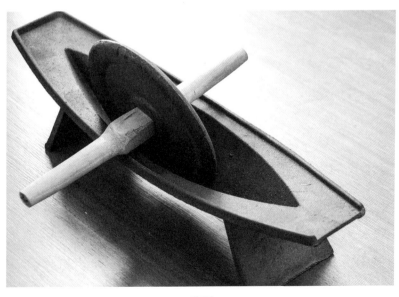

药碾

由国家中医药管理局指导，中国首部跨平台播放、反映中医药文化的系列纪录片"以中国非物质文化遗产中药炮制技术及中药传统制剂方法传承人"为灵魂。官方力量，正本清源。

《本草中国》的播出，迅速抢占各大主流媒体热点话题，在年轻人中也掀起对中医药探求和刷新认识的高潮，甚至推动了报考中医药大学考生数量的增加。

2.《舌尖上的中国》第三季"药膳篇"

8 集纪录片，2018 年央视播出的平均收视率达到 1.49%。

传统文化主题的影视剧（含中医药元素）

1.《芝麻胡同》

2019 年北京卫视、东方卫视首播，相关剧情播出后，掀起了同款古方酸梅汤的销售热潮，带动了整个酸梅汤以及相关中药饮品产品的开发与销售。

2.《甄嬛传》

以此为代表的宫斗系列——具体药物药方应用，如麝香、红花、养颜相关药方（观众认知）。

3.《大长今》

韩国电视剧，2003 年上映，2004 年收视冠军，收视率 50% 左右——食疗养生（产业形象、具体产品开发）。

官方宣传片——《我们的中医药》

2018 年 8 月 6 日，国家中医药管理局官方微信发布中医药宣传片——《我们的中医药》，截至当天 24 时，全网播放量超过 50 万次。

《我们的中医药》塑造了一个横跨"昨天""今天"和"明天"三个时

空的中医药形象，用生动的语言，将千百年来守护国人健康的中医药发展历史娓娓道来，通过一系列翔实的数据，详细介绍当前中医药发展情况与取得的成果，向人们展开了一部恢宏画卷，令人心潮澎湃。

今天的记录，是对过去的总结和对未来的规划，也向世界展示了中国传统中医药这一民族瑰宝。通过直观影像塑造的中医药形象，是一种重要的尝试，也是一项重大的突破，不仅提振了中医药人的"精气神"，也凝聚了行业力量，增进了社会对中医药行业的了解和认同。随着时代的发展，中医药的形象还将更加丰满而立体，也必将进一步提升中医药的国际影响力。

第三节 // 网红学院的大健康品牌大师打造

中医药在当今时代的传播困境

近些年，养生博主、中医大 V 纷纷涌现，相对于《养生堂》吸引的大批中老年观众，熟练应用微博、抖音等自媒体的年轻一代医生，反而得到了更多的关注与倾听，他们的声音，影响着粉丝们对中医药的看法和应用习惯，也影响着受众的生命健康和中医药的传承与传播状况。

大部分具有丰富中医药临床经验，在专业上有着青年医生无法比拟的优秀中医大师们，由于年龄和交流渠道的限制，往往无法接触到各种新媒体传播方式，更遑论去应用它。对新媒体传播有着深刻理解的人群，在对中医药的理解上，有着无法跨越的鸿沟，在传播过程中容易出现各种各样的问题，效果有时适得其反，于是造成了"懂中医的人不懂传播，懂传播的人不懂中医"的传播困局。

竣腾文化深入接触中医各领域专家学者，广泛调研探讨，致力于开拓适合中医药传播的新媒体玩法，让"大师级"对话"潮流派"，实现受众年龄层跨越，让古老传统的内容年轻化，让创新有趣的内容具有权威性，打破行业内的认知壁垒与文化断层，用"新"的方式给更多受众"对"的内容，架构起连接具有深厚底蕴的中医大师与普通受众之间的沟通桥梁。

颠覆公众对于中医就是严肃专业的白胡子"老中医"形象的认知，将中医大师、有特色有能力的中医师个人，打造为"中医网红"，重新树立中医在公众中的时尚化青春化形象，进一步在多种传媒平台上得到广大受众的认同与关注，从而建立在融媒体时代的中医药传播新模式。

将有丰富内容与经验的中医大师，链接现代媒体青春化表达方式，以带动年轻化人群认识中医药，培养其对于中医正确的认识态度、应用习惯、生活方式等，从而推动中医药乃至中国传统文化在当今时代的创新传承与传播。

国医大师也网红——网红学院开启大健康类导师 IP 打造

大健康产业中的"大师级"对话"潮流派"，受众年龄层跨界，让"老"的内容年轻化，让"好玩的"内容具有权威性，打破行业内的认知断层，以"新"的方式给更多受众"对"的内容。

1. 网红学院

网红学院是竣腾文化旗下的教育品牌，秉承着万物皆可为网红的理念，汇集爆款资讯，聚焦于品牌文化，专注在企业家＆品牌＆定制化的课堂培训。尤其是传统企业和知识类导师在转型期间，会对新媒体运营以及营销玩法产生种种迷茫，而网红学院正是致力于用创新的传播理念打造品牌 IP＆ 个人 IP。

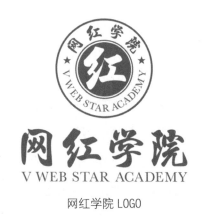

网红学院 LOGO

网红学院重磅推出针对医师的网红 IP 打造课程，为导师提供：

- 学会通过互联网传播与输出专业知识。
- 塑造网络形象、打造个人影响力。
- 热点营销等营销手段学习。
- 流量转化、变现之路规划。

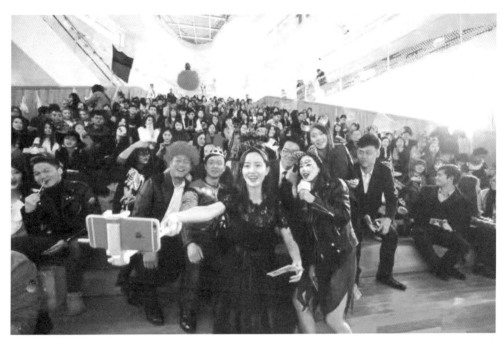

北京光华路 SOHO 邀请网红学院共同设计的万圣节活动

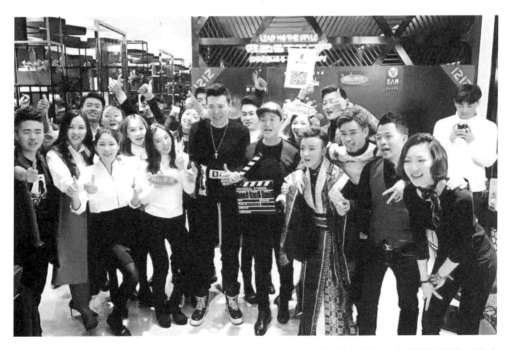

网红学院为东方名剪策划的线下活动

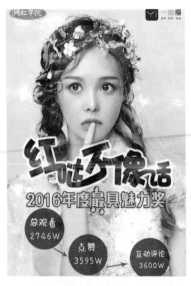

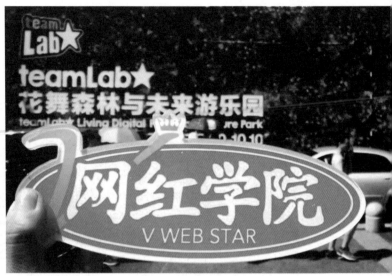

网红学院王牌综艺《红哒不像话》
获一直播 2016 年度最具魅力奖

网红学院丰富多彩的活动

2. 大健康类导师的 IP 化案例

微博 2018 十大影响力国学大 V——乐无（金照巽）

乐无是微博知名国学博主，高级国学讲师，在微博拥有 112 万余粉丝，始终致力于中国传统文化的传播。乐无国学也代表着竣腾文化国医、国学、国风自媒体传播形式的成功实践。

2017 年，网红学院为乐无老师在喜马拉雅平台打造的音频节目《乐话道德经》共发布 83 期，总播放量过百万，节目一上线即跃居人文榜和新品榜榜首。

2018 年，乐无老师用昆曲改编的《道德经》也成为微博国学中的热门内容。

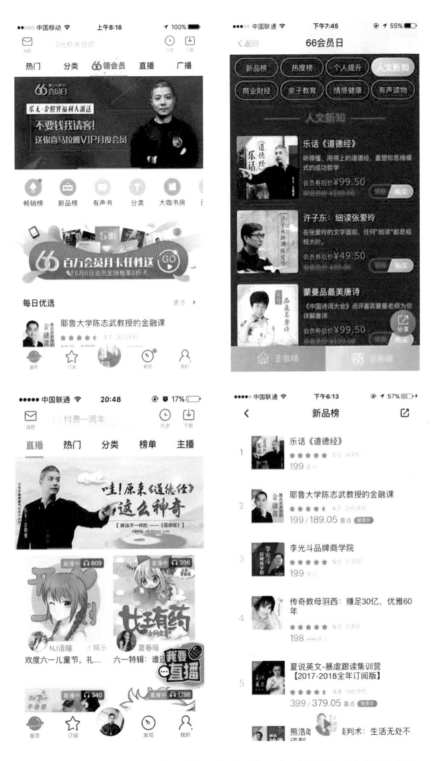

网红学院经典知识付费音频节目在喜马拉雅上线即登"新品榜""人文榜"榜首

第六章

健康IP的环境策略——
建场景

第一节 // 创新——场景革命带来的新商业价值

《针心英雄》

美丽针灸——美丽和减肥是当下年轻人谈得最多的话题，我们将"针灸"和美丽结合，制造"针灸减肥"新话题，打造全球第一个针灸减肥大赛——《针心英雄》。

形式：综艺比赛＋大电影制作。

内容："针心英雄"是全球首届针灸减肥大赛，在全球范围内首创了"以针灸为引领，同时结合健身、饮食、文化、心灵、美丽等板块，

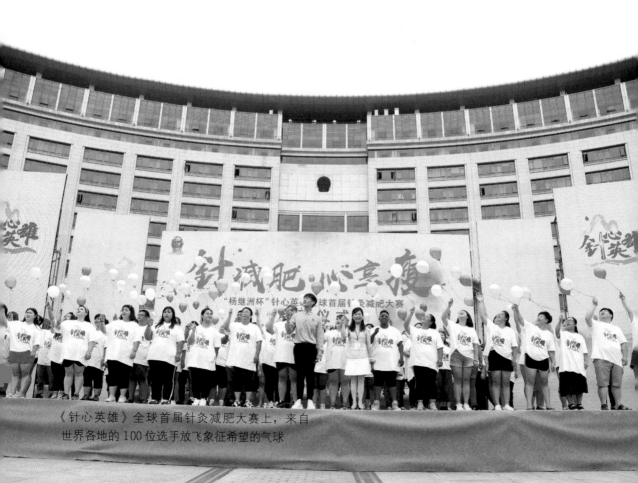

《针心英雄》全球首届针灸减肥大赛上，来自
世界各地的 100 位选手放飞象征希望的气球

为期 100 天的减重真人秀"的玩法，由世界针灸学会联合会和中国针灸学会在全国范围内甄选出 20 名金牌针灸专家，为选手量身定制针灸减肥方案。用针灸减肥作为引领起点传播针灸减肥科学性、弘扬中医针灸文化。

特色：

1. 金牌针灸专家定制针灸减肥方案。

2. 知名综艺《减出我人生》明星健身教练定制运动方案。

3. 世界小姐倾力加盟为选手加油助威。

4. 专业心理疗愈师为选手进行"心理减重"。

5. 设置举村民俗体验、挖藕大挑战等户外文化体验环节。

6. 真人秀式的淘汰赛制挑战选手极限，增加悬念。

大赛效果：100 天 12 人减重效果：最大减重比 37.6%（该位选手是本季冠军）、最大减重 110.6 斤（该位选手是本季亚军）、12 人总减重大于 500 斤。

2018 年 10 月，《针心英雄》全球针灸减肥大赛 100 天大电影在旅游卫视重磅首播，腾讯视频首页推荐；人民日报、CCTV-7 也报导了本次大赛。

作为业内第一个"吃螃蟹"的尝试，在中国针灸学会和衢江区政府的鼎力支持下克服万难，将针灸这一古老技能的一大重要用途——减肥与美容，与当下年轻人最关心的话题之一——减肥，以"真人秀"的形式进行了展现，并获得了巨大成功，该纪录影片在平台播放总量破百万，并且在行业内外都获得了一致好评。据悉，衢江将开始筹建世界针灸减肥中心，《针心英雄》这一传播领域的全新试水，也带领衢江找到了针灸产业落地生根的全新思路。

《世界中医针灸健康艺术节》

地点：法国巴黎，联合国教科文组织总部。

形式：节庆活动。

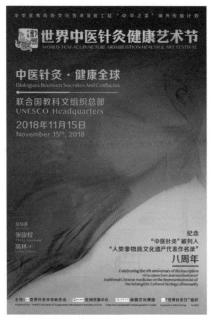

世界中医针灸健康艺术节海报

内容：2018 年，为了响应中华优秀传统文化传承发展工程"中华之美"海外传播计划，竣腾文化携手世界针灸学会联合会等国际组织主办了跨界创新品牌——世界针灸健康艺术节。该艺术节通过创新，引领传统医学与大健康文化、生活艺术进行跨界合作，是一场打造以康养为核心的健康生活方式的文化盛事！

● 2018 年 11 月 15 日，2018 艺术节·联合国教科文组织总部站——中医针灸·健康全球（主题解读：庆祝"中医针灸"列入"人类非物质文化遗产代表作名录"8 周年）。

● 2018 年 11 月 18 日，2018 艺术节·剑桥大学站——传承针艾·青春风采（主题解读：中医针灸青年传承、世界针灸学会联合会"一带一路"中医药针灸风采行）。

特点：竣腾文化活动团队为品牌 IP 构建"沉浸式"的线下体验世界，将品牌认知化为真实体验。

成果：文化和旅游部非物质文化遗产司司长陈通致艺术节开幕辞。

《皇甫谧文化节》

地点：甘肃灵台。

形式：节庆活动。

内容：灵台是针灸名医皇甫谧的故里，而作为"针灸鼻祖"皇甫谧及其著作《针灸甲乙经》（中国第一部针灸学专著）更是针灸学发展史上的奠基石之一，举办 2018 灵台《针灸甲乙经》学术思想传承国际研讨会暨皇甫谧文化节最主要的目的是打造皇甫谧文化品牌 IP。

意义：①对行业：有助于针灸行业通过"寻根"全面开掘古人留下的

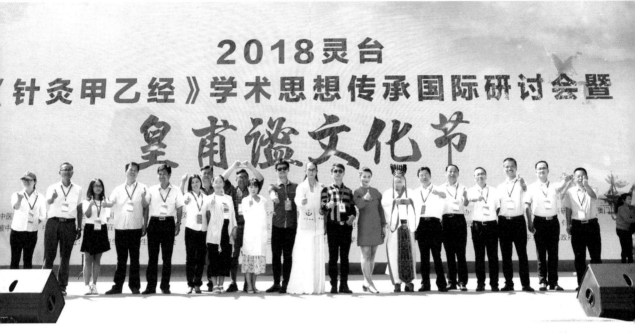

竣腾文化团队亮相皇甫谧文化节

学术、文化宝藏，不论对于中医针灸的国内市场、国外传播还是青年传承，都具有极为深远的意义。②对地区：以 IP 为皇甫谧针灸产业连接资源，助力灵台县政府脱贫攻坚事业。

第二节 //　健康产业的场景塑造

聚力一根针，打造康养城

携手世界针灸学会联合会、衢江政府、国际著名设计师打造衢江针灸康养小镇，实现大健康产业全面落地，让针灸文化随"一带一路"弘扬世界，将"康养中国梦"传遍全球。

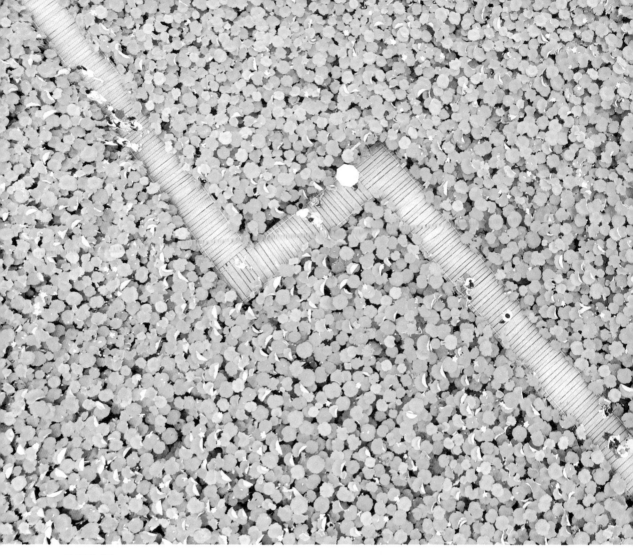

美丽的衢江

针灸圣地，康养衢江

衢江区乡村振兴主题宣传片《大国乡村》的拍摄，呈现了产业落地的规划和现状，而艺术、视觉和表现手法都在这一阶段的宣传片中进行了升级。同时，衢江针灸这一非遗 IP 的打造和城市名片的形成也进入到了新的阶段。

美丽的衢江

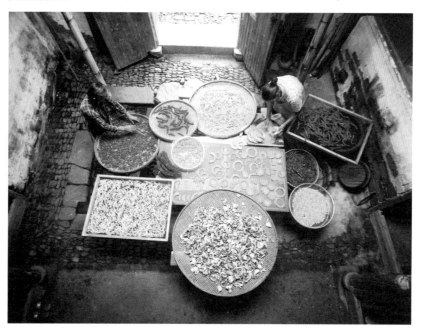

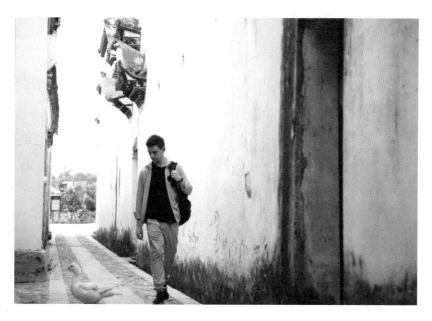

第三节 // 文旅是否能成为针灸非遗 IP 产业化的新道路

政策支持助力文旅大发展

2009 年，国务院印发《关于加快发展旅游业的意见》，我国旅游业在政策红利的影响下迎来了大发展契机。

2018 年 3 月，文化部与国家旅游局合并，文化 + 旅游开启了全新的文旅大融合时代，旅游业不但成为拉动经济增长的引擎，"旅游 +" 也将成为产业升级的新动力。2019 年 2 月，文化和旅游部发布 2018 年旅游市场基本情况指出，去年我国实现旅游总收入 5.97 万亿元，同比增长 10.5%。旅

《大国乡村》剧照

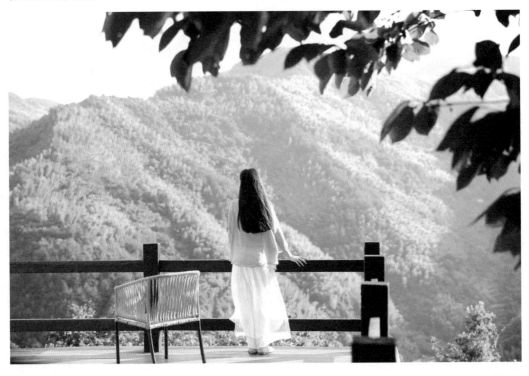

游业已经成为经济常态下，扩大内需、改善投资、稳定增长的重要动力。

在此契机下，竣腾文化立足于旅游、大健康产业与资本市场，优化升级项目中的城市旅游供应链和运营链，加入创新传播的概念和内容，积极打造文旅产业新格局。

沉浸式——创新场景革命

沉浸式（Immersion）一词在《设计的法则》中提到，其中对 Immersion 的解释是使用的心流理论 flow（心流）。关于心流，经典著作 *Flow：the psychology of optimal experience* 可作参考。沉浸就是让人专注在当前的目标（由设计者营造），在特定情境下感到愉悦和满足，甚至忘记真实世界的情境。

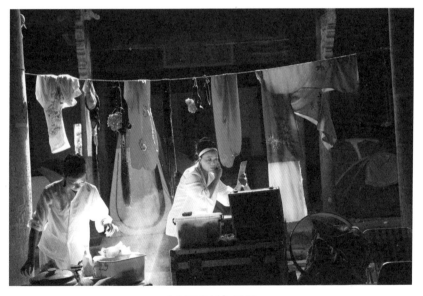

《大国乡村》剧照

沉浸式是以视、听、触、嗅、参与、交互为主，将人的"五感"结合在一起的新型体验。如今，多媒体技术营造出的沉浸式体验被越来越多应用在商业、娱乐场所等。

事实证明，包含丰富的感官经验，又包含丰富的认知体验的活动，才能创造最令人投入的主观体验。

第七章

大健康产业的品牌价值——创影响

第一节 // 尝试传播跨界，创新生产内容

针灸 + 综艺 =《针心英雄》大电影

将"针灸减肥大赛"——《针心英雄》记录为大电影，于 2018 年 11 月在旅游卫视首播，进行为期四天的连续播放，为"美丽针灸""针灸减重"理念的传递与传播落下了浓墨重彩的一笔。

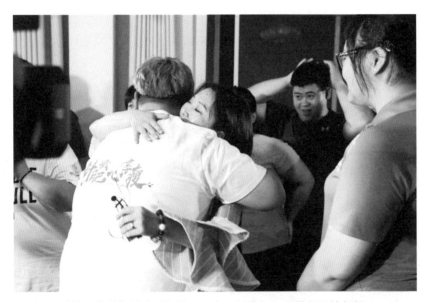

《针心英雄》的选手们敞开心扉，深情与心理导师深情相拥

针灸 + 直播 =《女神带你游衢江》综艺直播

将"针灸"、文旅与新媒体传播手段结合，赋予针灸以"人"的温度，将传统旅游产业迭代升级，赋予其新的价值——直播综艺秀《女神带你游衢江》。

形式：直播综艺。

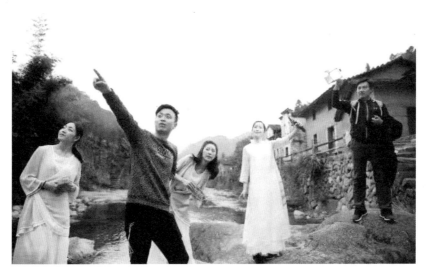

《女神带你游衢江》剧照

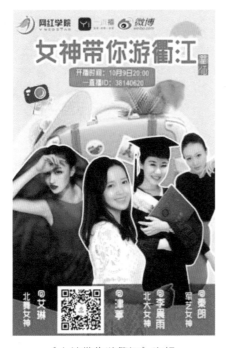

《女神带你游衢江》海报

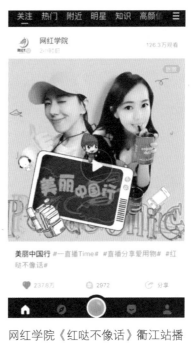

网红学院《红哒不像话》衢江站播放量突破 100 万

成绩：四天内总观看量破 800 万。

目的：2016 年国庆期间推出的讲述浙江衢江中医、农业、文化资源的定制直播节目，通过女神和校花在衢江旅游的方式，带领观众看到衢江当地文化风采、产业发展成绩。

针灸 + 表情包 = "针针"成为针灸 IP 形象代言

设计制作"针灸"表情包，赋予"针灸"IP 青春化元素，通过表情包的传播，在社交平台上也赋予"针灸"IP 新的商业价值和传播价值。

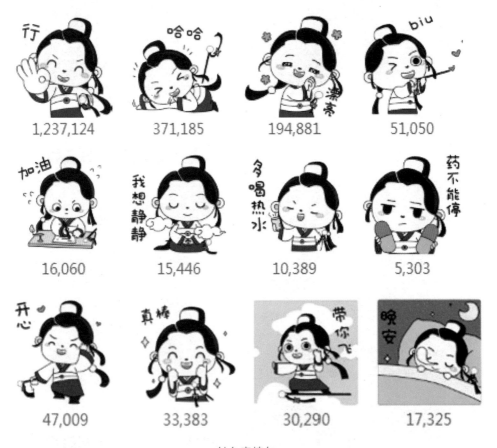

针灸表情包

针灸 +vlog/ 短视频 = 微博国学 MCN 机构下的流量扶持

微博国学 MCN 机构致力于多元的国学内容流量扶持。微博 2018 年影响力峰会国学分会场中，重点明确了微博国学对于中医板块和传统医学板块的重视与流量倾斜。其中为保证中医账号在微博国学 MCN 的健康发展，微博国学推出一系列官方扶持计划，内容包括媒体账号官方认证、优质内容官方转发推广线上流量、账号扶持涨粉、联络官方媒体（新华网、人民网）及线下活动线上宣传等形式。

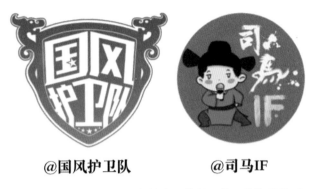

@国风护卫队　　@司马IF

竣腾文化微博国学 MCN 机构旗下的国风护卫队和司马 IF

针灸 + 音乐：《针艾世界》

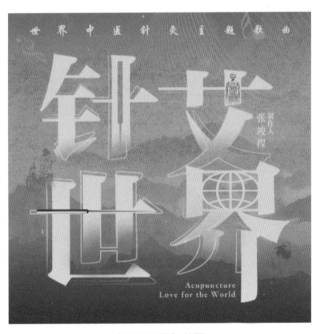

《针艾世界》封面

《针艾世界》歌曲由世界针灸学会联合会健康传播工作委员会主任委员张竣程担任制作人，在 2018 年中医针灸被联合国教科文组织列入"非物质文化遗产保护名录"八周年之际，由世界针灸学会联合会和竣腾文化集团联合发布，意在传播中医针灸文化，助力中医针灸打造在世界舞台上的传播新名片，从而提升民族自豪感和国际影响力，让更多年轻人了解和使用中医针灸。作为第二届"一带一路国际合作高峰论坛"–"民心相通"分论坛唯一代表中医领域向世界各国嘉宾展示环节内容，得到了各国元首和与会嘉宾的高度赞扬，让中医针灸在世界舞台上再次大放异彩。

第二节 // 复合传播方式解读

传播矩阵与媒体品牌

1. 传播矩阵的意义与优势

- 针对不同人群、受众群体实现差异化运营，有助于前期"对症下药"，后期精准定位客户。
- 不同平台具有不同人群，建立矩阵有利于扩大人群覆盖范围。
- 自媒体平台矩阵文章关键词能够被搜索引擎检索，增加信息曝光度。
- 矩阵联动推广，实现二次曝光。
- 线上传播、跟踪报道、线下投放、海外曝光、官方背书……不同性质的媒体矩阵共同发力，让品牌打造过程中的人群获取、流量曝光、形象塑造、认知打响、品牌背书、粉丝留存、产品转化变现等多个环节得以实现。

2. 传播矩阵

新媒体

微信、微博、直播平台、自媒体矩阵、网站视频、红人传播、线上社群传播。

主流媒体

门户网站、主流网站媒体、报纸、杂志、广播、电视、互联网电视、线下广告媒体、航空广告、铁路大巴媒体。

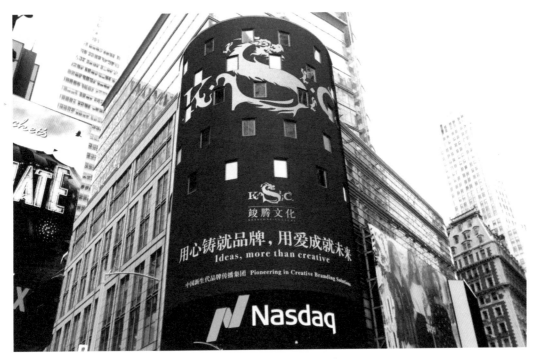

竣腾文化登陆纽约时代广场大屏

官方媒体

官方媒体、政府媒体。

3. 媒体品牌

新浪、腾讯、爱奇艺、一直播、优酷、CCTV-7、旅游卫视、今日头条、人民网、人民日报、小康杂志社、求是杂志社、圆点直播、国台办、中国台湾网、TOTUBE、微视、衢州日报、浙江日报、新华社、北京电视台。

传播策略：新媒体先进，主流媒体跟进，官方媒体拔高，"人 –
平台 – 载体"的立体传播

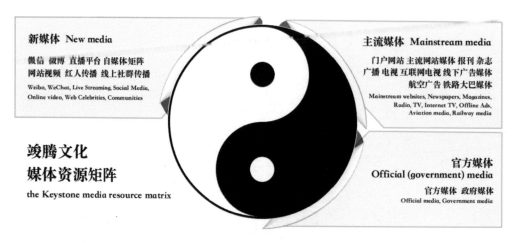

竣腾文化的传播策略

如今，我们已进入 IP 时代，我们当下所谈 IP，可被引申为"供多维
度开发的文化产品"，其主要消费动力不基于消费者刚需，而是来源于消
费者对品牌产品的喜爱、认可度与忠诚度。

在互联网语境下，传播作为品牌信息从传递到共享再到交流反馈、达
成共识的过程，就是我们成就一切有影响力的品牌 IP，并最终将其转化为
效益的核心推动力。

其中，为打响品牌塑造过程中的群众认知，构建品牌形象，提升品牌
高度，最终形成有效转化，把握品牌传播过程中的广泛性、有效性、精准
性就尤为重要。

因此，我们在塑造品牌 IP 时，经过数据分析、案例剖析和结案复盘，
以全局性、长远性、前瞻性的视野为引领，构建出"新媒体先进，主流媒
体跟进，官方媒体拔高"的传播思路，配合完整的传播矩阵、媒体品牌、
媒介渠道，形成"人 – 平台 – 载体"的立体传播策略。

以竣腾文化打造衢江大健康 IP 项目为例（衢江全案为三年项目，以
下只展示部分案例）：

结合当地打造康养城的规划，以历史名城与针灸文化为底蕴，我们将"一根金针"作为了整个 IP 的切入点——

"人"

站在创新性角度，立衢江的历史名人"针圣杨继洲"为网红。

展现现代衢江人民及生活方式细节，体现以人为本的人格温度。

依托城市建设与发展现状展现衢江政府高瞻远瞩的战略规划与成绩成果。

打造针灸减重真人秀比赛，结合当今社会关注的"肥胖"热点话题打响"针灸减肥"认知。

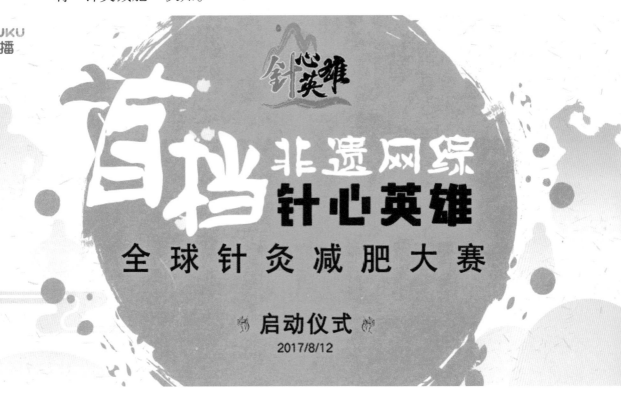

《针心英雄》启动仪式主视觉

"平台"

微信、微博、一直播、媒体矩阵号先行报道，全网平台全面曝光（新媒体先进）。

视频平台、百家国内门户媒体、国际纳斯达克大屏、海外百家媒体杂志在内的线上线下跟踪报道，形成国际化传播（主流媒体跟进）。

CCTV-7、政府媒体、人民日报、人民网在内的官方媒体报道，拔高整体层级（官方媒体拔高）。

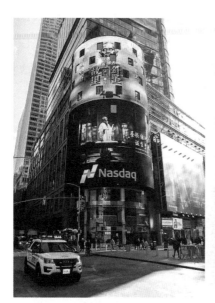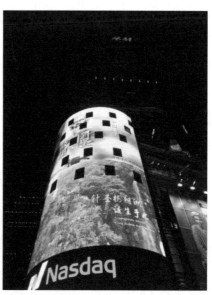

《针圣故里》登陆纽约时代广场大屏

"载体"

超人气旅游直播综艺《女神带你游衢江》；

非遗艺术宣传片《针圣故里》《针灸圣地》；

全球首届真人秀式针灸减肥大赛《针心英雄》；

……

遵循规划先行，践行多规合一，打造城市品牌 IP，实现产业落地。

第八章

面对危与机，中医药品牌肩负复兴之责

第一节 // 不断被抢占的中华文化

中医药经过几千年的沉淀，虽进入全球 183 个国家和地区，但国内的中医药发展还远远不够，不管从大众对中医药的认识度还是中医医院的数量来看，中医药的发展还需大力振兴和产业化，这方面我们更应该学习我们的邻国韩国和日本。

韩医强势发展，差点保不住的中医非遗

2008 年的时候，世界卫生组织在"针灸穴位国际标准"研究中，采取了 99% 的韩国标准，韩国医协会趁机宣称"韩国针灸术压倒中国成为世界标准"，当然随后世界卫生组织就向中国方面表达歉意，并谴责韩方的发言。虽然最后并无实质结果，但这足以引起我们的警醒。

1. 目前在韩国，韩医极为普及，待遇甚至超过西医。"韩医"在韩国社会地位非常高，要考取中医执照难度相当于在中国考取清华、北大，毕业后的收入也相当不菲。韩国有 11 所中医大学，每年大学入学考试时，中医本科竞争最激烈。每年考进中医大学的新生里，很大一部分是大集团干部、记者和大学教授等相当有成就的人。

2. 中成药高标准，把关严格，韩国中成药由于按照出口国标准开发，深受当地人民欢迎。例如：牛黄清心丸，其原料由中国进口，制成成品后，向日本和东南亚地区大量出口，年出口额达到上千万美元，远超中国的同类产品。韩国亦向欧洲市场出口银杏叶的原料和成品。同时，枸杞子、柴胡、山茱萸、知母、地黄、芍药、丹皮亦向中国香港、日本、东南亚大量输出。

3. 传播上的创新理念。韩国人把《黄帝内经》编成小说一样有趣的东西，

毫不枯燥，所以十分流行。《大长今》《医道》《名不虚传》等影视剧的热播，带动韩国本土韩医韩药的产业，也引发了关于传统中医药文化的大讨论。

日本汉方对中医药的冲击

日本医学界泰斗大塚敬节，弥留之际嘱其弟子：现在我们向中国学习中医，10年后让中国向我们学习。

目前，日本生产的汉方药已经占据了全世界中药产量的90%，而中国只有2%的份额，这是一个令人震撼的数字。

汉方医学，是在中国中医学的基础上发展而来的日本传统医学，主要治疗方法以草药为主，但也包括传统的中医治疗手段，如针灸、按摩等。

现代日本从1967年开始接受汉方医学药物进入健康保险允许使用的药物名单。时至今日，共有148种汉方药剂获得承认，并发展出了小林制药、津村制药、帝国制药等国际知名品牌，占据全世界中药产量的90%。

日本"小林制药"曾经研制出一款"清肺汤DUSMOCK"，专门针对中国的雾霾，因为中国游客爆买，"小林制药"2017年把"清肺汤"的产量增加30%，达到约110万包。

日本"帝国制药"生产的贴敷剂出口40多个国家和地区，年产膏体1.8万吨，相当于12亿贴，连接起来可以绕地球4.2圈，产量居世界第一。而在中国，绕地球一圈的是"香飘飘奶茶"。

究其原因，主要有四个方面：

1. 标准化

标准化是现代生产的显著特征。标准化后的汉方药不会与欧美标准发生冲突，显然也更有利于汉方药走出日本国门，被国际市场接受。

2. 重视生药原料的来源

日本长期从中国等周边国家进口原料，通过控制生药质量，从基源、性状、有效成分含量、重金属及农药残留等方面对药材进行检测，以确保其质量及疗效。

中药强调"道地药材"。日本"津村药业"先后在中国建立了 70 多个 GAP（中药材生产质量管理规范）药材种植基地。国内拥有最多 GAP 基地的中药企业是同仁堂，而同仁堂 GAP 基地也才只有 8 个。中国生产的大量药材原料出口到日本，日本进行加工再把成药卖到全世界。

3. 重视科研，投入巨大

日本政府及企业十分注重药物的开发与研究，大部分制药企业均有自己的研究所，日本从事科学技术研究的人才有 60% 在企业当中从事科研活动，而中国企业中科技人员只占全国科技人员总数的 3.25%，国家对企业科研经费的投入占到了科研总经费的 80%。

4. 政府支持

在日本，80% 的日本医师会给病人开具汉方药，从事汉方的医师已超过 10 万人。一些大学附属医院开设有汉方门诊，大学的药房售卖汉方药的占 74%。

汉方药可在健康保险中报销，约 150 个汉方药处方被列入日本公共医疗保险的用药范围，每年的销售额达 1000 亿日元以上。

反观中国，据前瞻产业研究院发布的《中国大健康产业战略规划和企业战略咨询报告》统计数据显示，初步测算 2018 年我国大健康产业规模突破 7 万亿元，达到 7.01 万亿元。预计到了 2020 年我国大健康产业规模突破 10 万亿元。行业内领跑品牌诸如强生，刚刚公布了 2018 年业绩，全年总收入 815.82 亿美元。然而在这当中，却没有一家中国传统医药企业。

我们应该反思并学习，虽说目前日本很多方面还不及我们，但其确实在大力推动中医药的发展与应用。

第二节 // 面对危机的思考，传统中医药类 IP 的"走出去"和"引进来"

2017 年 1 月 18 日，国家主席习近平与世界卫生组织总干事陈冯富珍，共同见证中国政府和世卫组织签署"一带一路"卫生领域合作谅解备忘录，并出席中国向世卫组织赠送针灸铜人雕塑仪式。

世界中医针灸健康艺术节（法国巴黎联合国教科文组织总部）

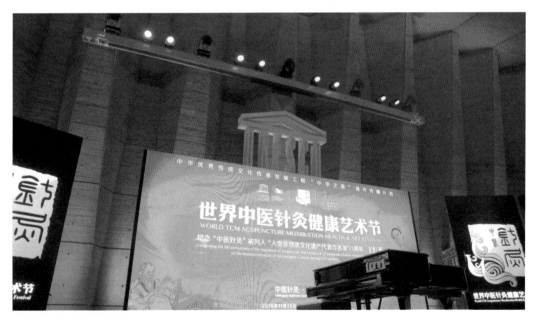

世界中医针灸健康艺术节现场

为庆祝中医针灸被列入"人类非物质文化遗产名录"八周年，"世界针灸日走进联合国教科文组织特别活动"得到了国家中医药管理局"一带一路"国际合作及中国科学技术协会"一带一路"国际科技组织合作平台建设项目支持，也是中宣部"中华之美海外传播工程"重点支持项目之一。

为让本次活动增加亮点，竣腾文化联合世界针灸学会联合会、"世界针灸日"组织和五洲传播中心共同策划了"世界中医针灸健康艺术节"。通过创新，引领传统医学与大健康文化、生活艺术进行跨界合作，打造了以康养为核心的健康生活方式的文化盛事！

世界中医针灸健康艺术节总导演、世界针灸学会联合会健康传播工作委员会主任委员、竣腾文化创始人兼 CEO 张竣程表示："我们以'中医针灸·健康全球'为主题，通过音乐、戏剧、影视、运动、戏曲、舞蹈、展览、论坛等手段，在全世界范围内传播中医针灸，传承创新发展属于全人类的伟大的中医针灸事业，开创'中医＋传播'的共赢新局面。"

传承针艾·青春风采（剑桥大学站）

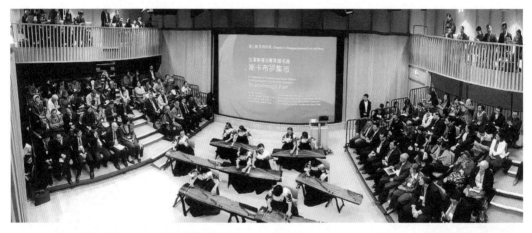

2018 世界中医针灸健康艺术节英国站"传承针艾·青春风采"的音乐表演现场

作为世界针灸学会联合会健康传播工作委员会，竣腾文化联合世界针灸学会联合会、中国中医科学院、中国五洲传播中心，以及剑桥大学中国学联、英国淑兰中医学院，共同举办"传承针艾·青春风采"大型活动，通过创新，引领中医针灸走进年轻人的生活场景，以青年传承，带动中医针灸的国际传播。

在活动开幕式上，到会嘉宾共同为一尊英国收藏的古代针灸木人像揭开"神秘面纱"。来自多国的专家学者就英国中医教育情况、针灸学术传承、针灸治疗与保健等议题进行主题演讲。

活动现场邀请了观众进行中医诊疗、中医保健的体验，设置了中医针灸非遗文化展，详细介绍了中医针灸的早期历史、经络腧穴、诊疗技术、养生保健及现代发展等内容，令观众全方位体验中医药针灸文化的奥妙。

开幕式上举行了 2018 世界中医针灸健康艺术节英国站"传承针艾·青春风采"的音乐表演，由中国东方乐团带来的精彩表演以中国传统民乐，诠释中医药针灸在新时代变化、传承、融通、发展的轨迹，以及不断求索、造福四海的活力。

中国文化和旅游部非物质文化遗产司司长陈通、世界针灸学会联合会主席刘保延、英国针灸协会主席菲利普·罗斯尼尔（Phillip Rose-Neil)、英国理疗师针灸协会主席卡斯帕·范·多恩（Casparvan Dongen)、英国中医师协会主席马伯英等，来自中国、法国、美国、波兰、澳大利亚等 10 多个国家的专家及英国剑桥大学、牛津大学的学者、学生近 200 人出席了该项活动。

"奇珍医馆"为品牌 IP 构建"沉浸式"的线下体验世界

2018 第二届世界针灸康养大会在衢州市衢江区隆重举行，联合国第八任秘书长潘基文到访衢州，与以刘保延、石学敏、张缙为代表的针灸界专家、学者等 300 余名嘉宾，以及来自多个国家和地区的针灸专家代表，共同探讨推动针灸康养产业在全球范围内的深入发展。

在杨继洲针灸博物馆开馆典礼上，潘基文与石学敏、张缙等嘉宾一起，点亮由康养大会 LOGO 引申而来的梧桐树，寓意有凤来仪，并在现场以标准的作揖礼致意。

"奇珍医馆"是竣腾文化聚力中医药品牌的沉浸式体验的尝试，在"奇珍医馆"里，中国工程院院士石学敏仿佛穿越千年的古代名医，亲自为潘基文把脉针灸。两人分坐一张圆木桌的两边，潘基文将右手放在脉诊枕上，石学敏用手指按脉诊断。体验针灸时，潘基文右手握成拳，先是有些紧张，随即放松下来。针刺的位置是合谷穴，这是针灸要穴之一。被扎

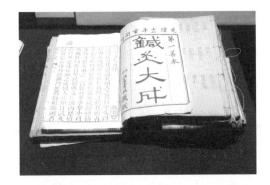

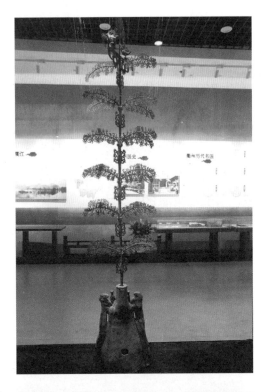

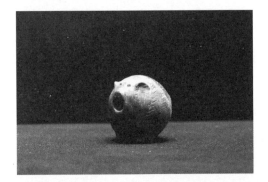

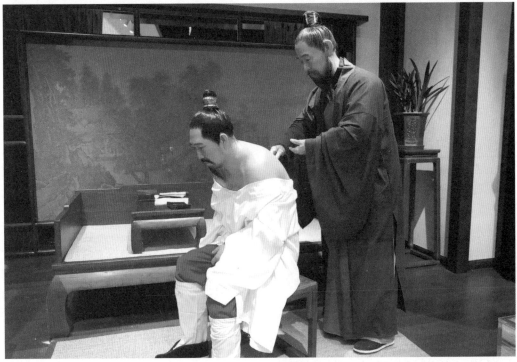

杨继洲针灸博物馆

了一针后，潘基文觉得"有点酸、有点胀"。这天的午餐席间，潘基文向周围的人展示自己针灸的位置，他认可针灸的养生保健效果。"我在家时，也会按摩足底。"潘基文认为，足底按摩与传统医学针灸有着相同的原理，他还与时任衢江区委书记吴江平交流了简单的按摩手法。

活动期间，潘基文亲自为奇珍医馆揭牌，作为首席策展发布方，竣腾文化结合艺术策展的思维与玩法，以"奇针"与"奇珍"两大关键词生动展示衢江作为"针圣故里"和"南孔圣地"的文化宝藏，营造了一座藏品丰富、寓教于乐的"奇珍医馆"，将眼耳鼻舌身意全方位融合，让观众真正沉浸其中。

中医药文化走进联合国万国宫

2019 年，习近平总书记在广东考察时，提出了振奋人心的号召："让中医药走向世界。"为了响应号召，由国家中医药管理局与中国驻日内瓦

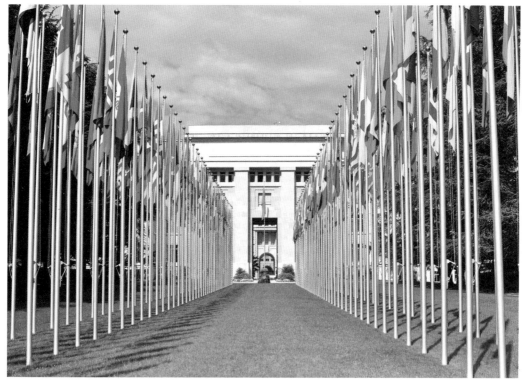

"中医药文化走进联合国万国宫"活动于 2019 年 9 月 24～25 日在瑞士日内瓦联合国万国宫举办

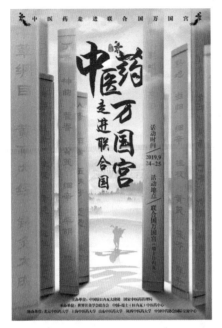

"中医药文化走进联合国万国宫"
活动海报

大使团共同主办，世界针灸学会联合会与中国－瑞士（日内瓦）中医药中心承办的"中医药文化走进联合国万国宫"活动，于 2019 年 9 月 24～25 日在瑞士日内瓦联合国万国宫举办。

活动分为展览、体验、展示三个版块，用中医药文化展、中医药博物馆、科技互动与文创展示体验、中医药体验区、中医药老字号 / 国风特色展示平台、中医药传承传播展－学校展示平台、北京中医药国际医疗旅游项目展示等创新形式，将"大美国医"的理念深入人心。

本次活动采用了全新的沉浸式设计，从场景、服装、道具、演员等，多角度增加观众的互动交流，让观众身临其境，全方位沉浸式体验中医药文化。在声光电的运用上，强调中医药现代发展，增强科技创新与时代融合感。

同时，运用艺术性的表达，以歌曲、舞蹈、功法互动教学等形式表现，现场视频拍摄、图片直播等实时为观众提供传播物料，增强活动的趣味性与品质。

本次活动在形式上更加注重中医药的现代化表达，着重体现中医药的年轻活力，意味着中医药的国际传播走向了一个新时代，形成中国文化软实力和健康产业全球竞争优势。

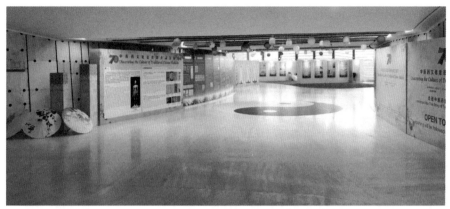

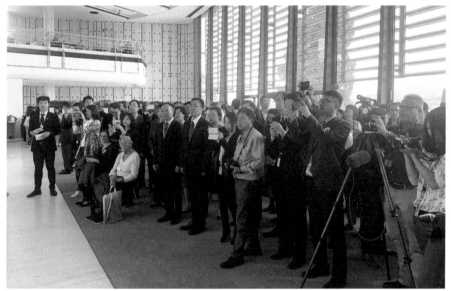

现场活动剪影

"一带一路"国际合作高峰论坛

2019 年 4 月 25 ～ 27 日第二届"一带一路"国际合作高峰论坛在北京举行。在"民心相通"分论坛上，包括外国政党、政府领导人、国际机构负责人等来自五大洲 61 个国家的 130 余名外宾，围绕民间交流、民意沟通和民生合作展开讨论与互动。其中，竣腾文化为世界针灸学会联合会制作的"一带一路"国际合作高峰论坛中医药板块成果展示视频，并邀请伊朗籍针灸师胡曼·卡扎

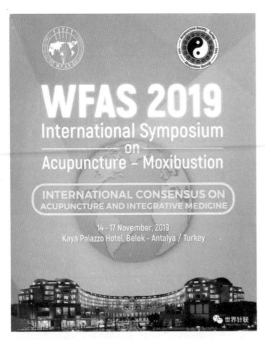

世界针灸学会联合会2019土耳其国际针灸学术研讨会及世界针灸学会联合会"一带一路"中医药针灸风采行波兰站、捷克站活动

世界针灸学会联合会"一带一路"中医药针灸风采行俄罗斯站"贝加尔湖国际传统医学论坛"、白俄罗斯站活动

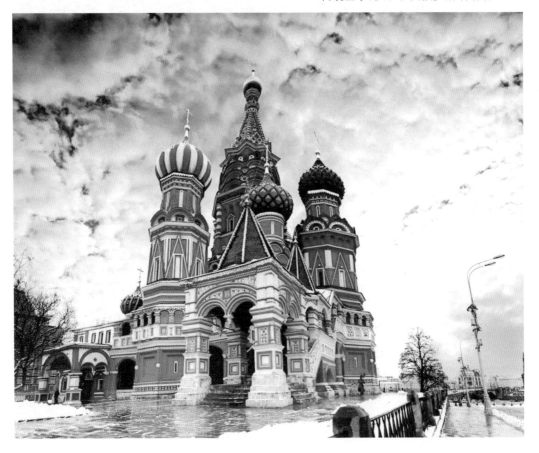

米做了汇报演讲，让更多的人认识到针灸的魅力，让古老的中医针灸造福全球人类健康，在宣传中医针灸文化的同时也向世界展示了针灸的美。

第三节 // 　爆款国潮，开创中医药品牌的文化复兴

随着政策的支持和市场的导向，以北京中医药大学、上海中医药大学等为先锋的高等中医药院校，以品牌为生命的传统老字号，开始了一系列与市场结合的探索。

创新创意大赛的深度探索

北京中医药大学的创新创业教育已经走过五年历程，以重在引导，引发创新思维，指导落地为主要宗旨，在教学中深入研究中医药行业内产学研联动情况与创新创业产品的特色打造，并将其作为本科生、研究生培养过程中的必修一环，通过组织"互联网+""挑战杯""创青春""天堰杯""杏林杯"等创新创意创业大赛、创新创业"远志"计划、研究生创新创业大赛等各级各类比赛发掘项目潜力，提升学生能力，促进成果转化。

2017年6月至11月，北京中医药大学承办了"新奥杯"首届全国中医药高等院校大学生创新创业大赛，来自全国22所中医药高校的1179个项目报名参加，在全国中医药高校中掀起大学生创新创业的高潮。

中医药青年学生践行梦想的路，就是中医药年轻化之路，就是让中医药焕发青春活力的道路。搭建桥梁让产学研领域联合起来，共同传承和发扬中医药文化，用更年轻的语言诠释中医药理论内涵，用更青春的产品提升民族品牌特色和市场竞争力，创造更多"接地气"的国货品牌，为发展"大健康"产业，提供了创新之路。

"Made in China" 的时尚

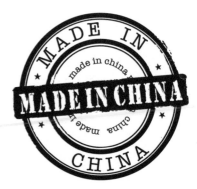

"Made in China" 的时尚

2005 年，云南白药细分牙膏领域，定价 25 元 / 只，与当时市场上几元、十几元定价的牙膏类产品相比，在价格上明显做出了区隔。

在产品上，它以中药的功能型为主打，用缓解牙龈出血、口腔溃疡、牙龈肿痛等功效，给消费者提供购买理由，云南白药的母品牌也为这些功效点提供了背书。

以中药的药理，做出十分生活化的东西，并且在包装和营销上都以时尚和品质为定位，吸引了不少讲求生活品质、有消费能力的 90 后、00 后消费者，建立起年轻化、高端化的品牌形象。

云南白药因为这支牙膏开始引发了一场中药老字号潮流。

2019 纽约时装周期间云南白药推出了跨界礼盒，礼盒联合天猫国潮，把东方国潮元素传播到世界，收获了众多国际达人好评。

除此之外，还有佰草集、同仁堂、东阿阿胶都在积极探索一条全新的大健康战略道路，前沿的思想、时尚的结合，把中药老字号再次以全新的面貌呈现。

中国传统医药源自中华大地，蕴含神奇特效，在品牌包装和产品创新下，逐渐被年轻一代所接纳，正在突破以传统的治病为目的的局限，向健康养生领域延伸，形式表现得更加时尚化，是新时代下对潮流的最佳诠释。

新中医，新潮流，新生活！

政协委员的中医药漫画提案

2019 年 3 月，全国"两会"上，四川全国政协委员、成都中医药大学第三附属医院院长、世界针灸学会联合会健康传播工作委员会副主任委员曾芳教授的提案，竟然是一组漫画，一下子引发了广泛关注。

一个个长得像玉米棒的 Q 版人物，穿着精致的古装，配上简短明要的文字，就把针灸故事形象生动地刻画出来，这是成都中医药大学针灸推拿学院 2015 级中医学的王娇、李艾嘉、鄢琬霖三位同学创作的中医漫画《针灸故事集锦》。

曾芳教授介绍，成都中医药大学已连续举办了两届针灸推拿科普绘画大赛，多才多艺的学生们给了她最大的惊喜。很多人说起中医针灸就觉得是扎针，而针灸师就是一个类似"容嬷嬷"的形象，但学生们的作品却让大家看到了"萌萌哒"的中医。

"要传播中医还是要用年轻人喜欢的方式。"举办漫画大赛，一方面是让中医专业的学生通过了解中医传统文化来增强专业自信心，另一方面也是想通过这种方式来选出一批好的作品，最终做成适合青少年阅读的绘

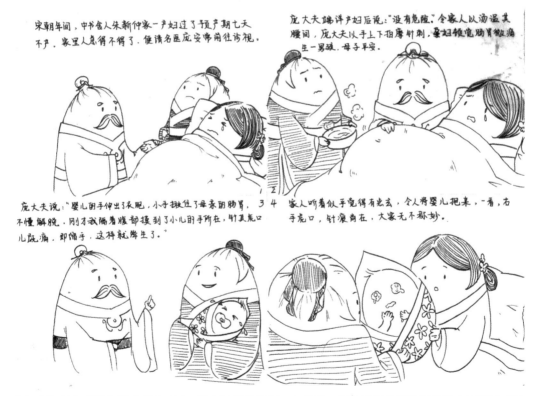

成都中医药大学针灸推拿学院 2015 级中医学的王娇、李艾嘉、鄢琬霖三位同学创作的中医漫画《针灸故事集锦》，采用稻草人形象，广受好评

本，从而促进中医药文化在青少年群体中的普及，在他们心中种下中医的种子。

未来，曾芳计划在 2020 年将这些中医漫画故事制作成册进行出版，免费提供给中小学，让孩子们从小就能认识中医、了解中医。同时，也有望精简制作成国际版本，推广到海外。

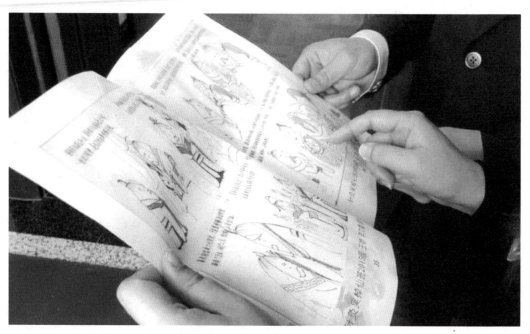

曾芳教授向委员们介绍中医漫画

随着"一带一路"和"健康中国 2030"规划纲要的深入发展，以中医药文化为代表的大健康产业，以传承为根基，以创新为动力，在坚持传统的同时，通过思维升级、产品创新、传播创新等多种方式不断探索，与时俱进。

中华民族在五千年的历史发展进程中，有着丰厚的历史积淀和内涵，具有独特的生命观、价值观，蕴含了中华民族深邃思想的大健康产业，未来会更加智能化、标准化、年轻化和国际化。人工智能、物联网 + 等信息化技术将会助力产业变革，更加开放的国际合作与资源共享是未来产业发展的趋势。大健康产业与文化、旅游深度融合，必然将产业边界拓展到全新的维度和高度。

第九章

最好的我们

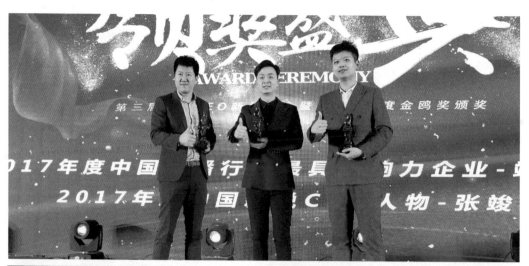

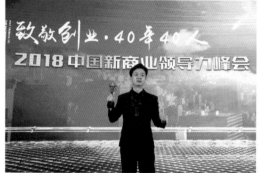

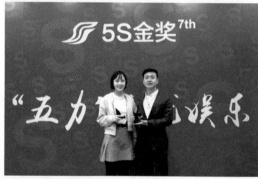

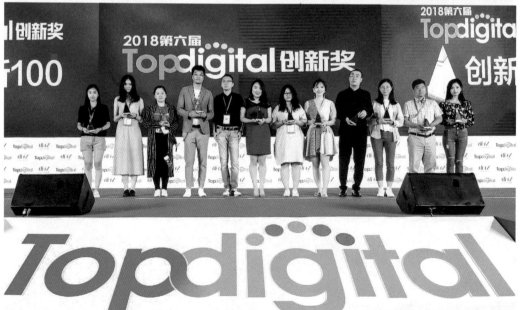

竣腾文化获奖荣誉

第一节 // 　获奖荣誉

2016 年

艺术宣传片《针圣故里》荣获浙江省宣传思想文化系统十大创新奖。

2017 年

竣腾文化荣获"一鸣惊人·金鸥奖"2017 年度中国传播行业最具影响力品牌。

浙江衢江针灸非遗 IP 传播全案荣获第七届娱乐营销 5S 金奖创意创新力大奖。

2018 年

浙江衢江针灸非遗 IP 传播全案荣获第六届 Top Digital 创新奖。

创新关键词"城市非遗 IP 打造"纳入第六届 Top Digital 创新奖"创新 100"。

城市非遗 IP 品牌"针灸圣地·康养衢江"获得由国家发改委、中国科协、北京市政府主办的 2018"创响中国"中国新商业领导力峰会"年度大健康产业最具影响力品牌"。

第二节 // 世界针灸学会联合会健康传播工作委员会

世界针灸学会联合会健康传播工作委员会于 2018 年 5 月经由世界针灸学会联合会批准筹建，旨在让更多的现代人尤其是年轻人更准确地了解针灸文化，真正接纳针灸这一古老的传统医学。

在世界范围内弘扬、传播针灸文化，助力针灸事业，推动针灸行业国际形象的整体升级，通过现代传播手段，快速、有效、正面地传播针灸资讯，提升针灸行业升级，打造针灸现象级品牌和人物等传播效果，进一步提高针灸医学在世界卫生保健工作中的影响与地位，让古老的针灸产业，通过现代传播焕发新时代下的活力，为人类的健康做出贡献。

健康传播工作委员会将代表世界针灸学会联合会开展中医针灸传播工作，尤其是在互联网时代下，中医针灸健康文化理念更需要具备网络化与时代性。同时，推动世界针灸学会联合会、各工作委员会及中医针灸会员单位的健康文化与世界非遗品牌的国内外传播，实现中医针灸连接大健康产业与跨界、跨领域融合发展的作用。

世界针灸学会联合会健康传播工作委员会宗旨："聚力一根针，连接中医药，串联大健康，和谐天地人。"

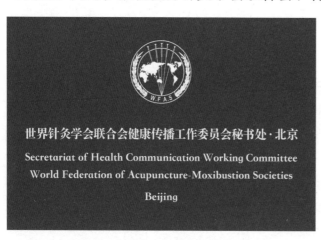

世界针灸学会联合会健康传播工作委员会秘书处·北京

Secretariat of Health Communication Working Committee
World Federation of Acupuncture-Moxibustion Societies
Beijing

世界针灸学会联合会健康传播工作委员会

第三节 // 竹腾文化

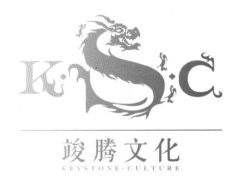

　　竹腾文化专注于优秀创意和多元传播，秉承"用心铸就品牌，用爱成就未来"发展理念，集合策略咨询、品牌设计、影视制作、传播策略、品牌活动、艺术策展等为一体，是一家构建多元化的 IP 打造与传播解决方案，引领美好生活方式的新生代一流传媒集团。竹腾文化在文旅、大健康、品牌传播领域有大量实践经验与案例，是世界针灸学会联合会健康传播工作委员会秘书处单位。

附录 《针圣故里》《针灸圣地》《大国乡村》《针艾世界》《针心英雄》播放链接

1.《针圣故里》播放链接：https：//v.qq. com/x/page/p0349sreblk.html

扫码看视频

2.《针灸圣地》播放链接：http：//www. iqiyi.com/w_19rw3biqel.html

扫码看视频

3.《大国乡村》播放链接：https：//v.qq. com/x/page/b07247u6j6z.html

扫码看视频

4.《针艾世界》播放链接：https：//v.qq. com/x/page/w07963wwsg4.html

扫码看视频

5.《针心英雄》播放链接：https：//v.qq. com/x/cover/yulckaetzp2clwu.html?ptag=iqiyi

扫码看视频